Robert Sturm

AEROSOLBOLUS-INHALATION

Mathematische Modelle • Experimente • Medizinische Anwendungen

V| VORWORT

Bei dem im Mittelpunkt dieses Buches stehenden Aerosolbolus handelt es sich um einen zu bestimmter Zeit in den Inhalationsstrom eingebrachten Teilchenimpuls, welcher für diagnostische Zwecke genutzt werden kann. Experimentelle Arbeiten der vergangenen Jahre vermochten zu demonstrieren, dass der Bolus während seines Transportes durch die Luftwegsstrukturen sowohl eine kontinuierliche Verbreiterung (Dispersion) als auch eine Formveränderung erfährt. Diese Phänomene werden unter anderem von der Lungenarchitektur beeinflusst, wobei krankhafte Modifikationen derselben (z. B. chronische Bronchitis, Emphysem) ein spezifisches Bolusbild erzeugen.

Im vorliegenden Buch sollen zunächst die Grundlagen der Inhalation, des intrapulmonalen Transportes und der Exhalation des Aerosolbolus ihre ausführliche Darstellung finden. Zu diesem Zweck sollen wichtige Bolusparameter einer detaillierten Beschreibung zugeführt und entsprechende Anwendungsbereiche der Teilcheninhalationsmethode erörtert werden. Das zweite Buchkapitel beschäftigt sich mit Computermodellen zur Bolusinhalation, welche in der Vergangenheit neben dem experimentellen Ansatz immer mehr an Bedeutung gewonnen haben. Bei zahlreichen Fragestellungen ist es heute mitunter gar nicht mehr notwendig, eine teils aufwendige Herangehensweise mit Experimenten zu planen, da theoretische Näherungen hinreichend genaue Aussagen abzuliefern

3

vermögen. In einem weiteren Kapitel wird auf die Bolus-dispersion in der normalen (gesunden) Lunge von erwachsenen Menschen und Kindern Bezug genommen, ehe nachfolgend die Wirkung verschiedener Lungenkrankheiten auf den Bolustransport zur Sprache kommt. Bei diesem letzten Abschnitt findet auch die Bolusdispersion in der Kinderlunge ihre umfangreiche Behandlung, womit einer stetig wachsenden Fokussierung der Lungenmedizin auf den präadulten respiratorischen Trakt Rechnung getragen werden soll.

Das Buch sieht sich keineswegs als eine ausschließlich Medizinern beziehungsweise Medizinerinnen und Physikern beziehungsweise Physikerinnen vorbehaltene Fachlektüre, sondern möchte ganz generell jene Leserschaft ansprechen, die ein gehobenes Interesse für Computermodelle in der Pneumologie besitzt oder erweiterte Kenntnisse in Hinblick auf die experimentelle und theoretische Diagnose von verschiedenen Lungeninsuffizienzen erlangen möchte. Demzufolge werden die hier gesammelten Ergebnisse auch in einer allgemein verständlichen Sprache präsentiert.

Robert Sturm, Herbst 2020

█▌ INHALT

5

1| EINLEITUNG

1.1 Definition und Erzeugung des Aerosolbolus

Unter einem Aerosolbolus (lat. *bŏlus* = der Wurf) versteht man im Allgemeinen ein definiertes, mit Partikeln durchsetztes Luftvolumen (z. B. 50 ml), welches mithilfe einer technischen Apparatur zu einem bestimmten Zeitpunkt in den inhalierten Luftstrom eingebracht wird. Erfolgt die Injektion des Aerosols zu Beginn des Inhalationsvorganges, so vermögen die Teilchen in die tieferen Lungenbereiche vorzudringen (tiefer Bolus). Wird das Aerosol hingegen erst in der Endphase der Inhalation in den Luftstrom injiziert, erreichen die Partikel nur eine geringe Penetrationstiefe (flacher Bolus). Der apparative Aufbau für die Erzeu-

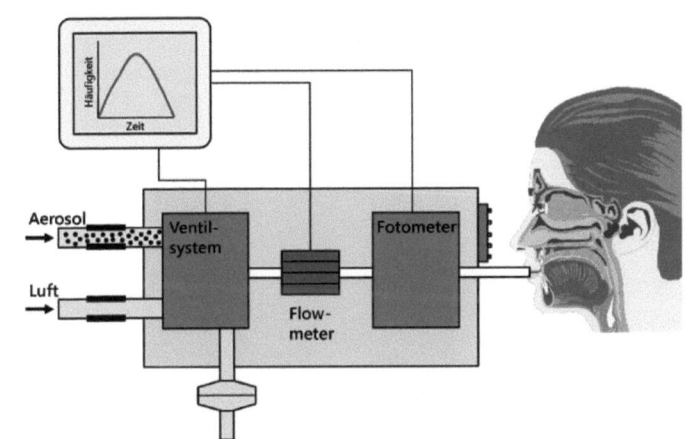

Abb. 1| Experimenteller Aufbau zur Durchführung von Aerosolbolus-Inhalationsexperimenten [1, 2].

7

gung eines Aerosolbolus besteht grundsätzlich aus drei Komponenten, welche mit einem digitalen Steuersystem in Verbindung stehen (Abb. 1). Über ein Ventilsystem werden Reinluft und Aerosol in genauer zeitlicher und mengenmäßiger Abstimmung miteinander in Verbindung gebracht. Ein daran angeschlossenes Flowmeter misst die Flussrate (Volumen pro Zeiteinheit) des Inhalations- beziehungsweise Exhalationsstroms (z. B. 250 ml/s). Das zuletzt noch in der Apparatur enthaltene Fotometer bestimmt die Partikelkonzentration beim Ein- und Ausatmen, wobei die Messergebnisse direkt am Computerbildschirm abgelesen werden können. Einzelne Probanden, die an Aerosolbolus-Experimenten teilnehmen, sind anhand eines speziellen Inhalationsrohres oder einer Atemmaske mit der Apparatur verbunden und können unter

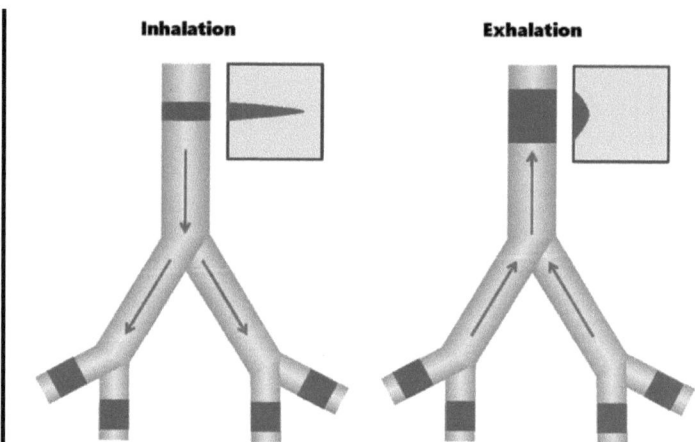

Abb. 2| Illustration zur Veranschaulichung der Aerosolbolus-Dispersion durch axiale Diffusion der inhalierten und exhalierten Teilchen.

Verwendung von Lichtsignalen zur Generierung regelmäßiger Atmungszyklen (z. B. 2 s Inhalation – 1 s Atempause – 2 s Exhalation) mit vordefinierten inspiratorischen und exspiratorischen Volumina (z. B. jeweils 500 ml) veranlasst werden [1-10].

Die Aerosolbolus-Inhalation bietet nicht nur die Möglichkeit einer gezielten Lenkung von Aerosolpartikeln in höhere oder tiefere Lungenregionen, sondern kann auch für diagnostische Zwecke herangezogen werden. Hierbei spielt das physikalische Phänomen der Aerosolbolus-Dispersion (Abb. 2) eine wichtige Rolle. Darunter versteht man die kontinuierliche Zunahme der Halbwertsbreite des Partikelimpulses mit zunehmender Transportstrecke im respiratorischen Trakt. Der Aerosolbolus erfährt dabei sowohl bei der Inhalation als auch bei der darauf folgenden Exhalation eine sukzessive Verbreiterung [1-5].

Ausschlaggebend für das Dispersionsphänomen ist der physikalische Prozess der axialen Diffusion, welcher durch die im Zusammenhang mit der diffusiven Teilchenbewegung stehenden Gesetzmäßigkeiten (1. und 2. Fick'sches Gesetz) beschrieben werden kann und unter anderem von der Strömungsgeschwindigkeit, der Luftwegsgeometrie und diversen Teilcheneigenschaften abhängt. Krankhafte Veränderungen der bronchialen und bronchiolären Durchmesser (chronische Bronchitis) wirken sich auf die Aerosolbolus-Dispersion ebenso aus wie signifikante Modifikationen der alveolären Struktur (Emphysem). Der exhalierte Aerosolbolus zeigt im Vergleich zum inhalierten Teilchenimpuls nicht nur eine deutliche Steigerung der Halbwertsbreite, sondern auch eine bemerkenswerte Reduktion der Amplitude (Peakhöhe). Dieser Umstand rührt einerseits daher, dass sich das Aerosol zunehmend mit der Atemluft vermischt, und lässt sich andererseits aber auch mit der Deposition einer gewissen Partikelfraktion begründen [5-12].

Für die systematische Beschreibung der Aerosolbolus-Dispersion bedient man sich im Allgemeinen einiger einfacher Kennwerte (Abb. 3). Neben der bereits erwähnten Halbwertsbreite des inhalierten und exhalierten Teilchenimpulses (HW_I und HW_E) ist hier zunächst die sogenannte volumetrische Lungentiefe (VLT; Penetrationsvolumen) zu nennen, welche den volumetrischen Abstand zwischen Modus des inhalierten Teilchenpeaks und Endpunkt der Inhalationsphase bezeichnet. Geht man beispielsweise von

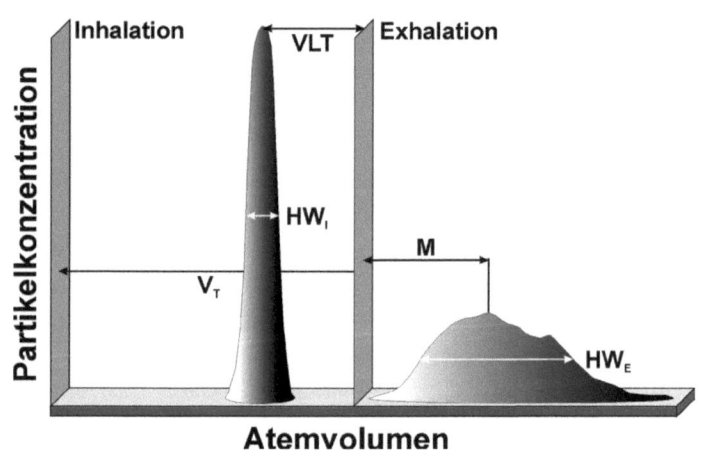

Abb. 3| Wichtige Kennwerte zur Beschreibung der Aerosolbolus-Ddispersion: HW_I = Halbwertsbreite des inhalierten Bolus, HW_E = Halbwertsbreite des exhalierten Bolus, M = Position des Modus des exhalierten Bolus, V_T = Tidalvolumen, VLT = Volumetrische Lungentiefe (Penetrationsvolumen) [7-9].

10

einem Tidalvolumen (V_T) von 500 ml aus und erfolgt die Injektion des 50 ml breiten Aerosolbolus bei exakt 200 ml des inhalierten Luftstromes, so beläuft sich die volumetrische Lungentiefe bei einem idealen symmetrischen Partikelimpuls auf 275 ml (500 ml - 200 ml - 25 ml). Hohe Werte dieses Parameters deuten auf einen tiefen Bolus hin, wohingegen niedrige Werte charakteristisch für einen flachen Bolus sind. Die Position des Modus (Höchstwertes) des exhalierten Aerosolbolus (M) entspricht der volumetrischen Distanz zwischen Startpunkt der Exhalation auf der einen Seite und Spitze des ausgeatmeten Aerosolbolus auf der anderen [3, 7-9].

Das Ausmaß der Aerosolbolus-Dispersion hängt nicht nur von den oben genannten Faktoren (Strömungsgeschwindigkeit, Luftwegsgeometrie, Teilcheneigenschaften), sondern auch von der volumetrischen Lungentiefe selbst ab.

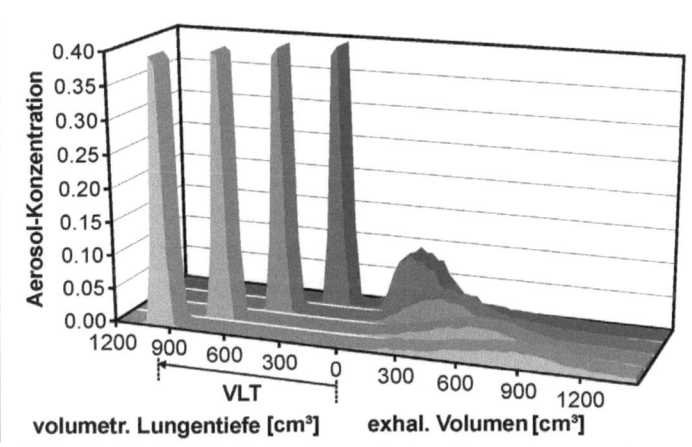

Abb. 4| Abhängigkeit der Aerosolbolus-Dispersion von der volumetrischen Lungentiefe (VLT) des inhalierten Partikelpeaks [7].

11

Hier ist grundsätzlich festzuhalten, dass die seitliche Ausdehnung des exhalierten Teilchenpeaks mit der volumetrischen Lungentiefe anwächst. Die stetige Verbreiterung geht Hand in Hand mit einer permanenten Reduktion der Peakhöhe (Abb. 4). Um diesem Phänomen bei der medizinischen Diagnose ausreichende Aufmerksamkeit entgegenzubringen, werden Aerosolbolus-Experimente häufig unter Heranziehung eines breiten Spektrums an volumetrischen Lungentiefen (z. B. von 50 ml bis 450 ml) durchgeführt [2, 3, 10-15].

1.2 Mathematische Darstellung des Aerosolbolus

Sowohl der inhalierte als auch der exhalierte Aerosolbolus besitzen näherungsweise die Geometrie einer Gauß'schen Glockenkurve, wodurch verschiedene statistische Parameter erhoben werden können. Die Halbwertsbreite des ausgeatmeten Partikelpeaks, welche den obigen Ausführungen zufolge ein Grundmaß für die Intensität der Bolusdispersion repräsentiert, wird in der Regel durch Anwendung des Newton'schen Näherungsverfahrens ermittelt. Gemäß dieser Methode werden die entsprechenden x-Werte des Partikelimpulses ermittelt, indem man jeweils von einem Startwert (x_1) ausgeht und den besser angepassten Approximationswert (x_T) nach der Formel

$$x_T = x_1 - f(x_1)/f'(x_1) \qquad \text{[Glg. 1]}$$

berechnet. Dieser dient in weiterer Folge wiederum als Ausgangswert für einen neuen Berechnungszyklus.

Andere Parameter für die Deskription der Breite und Form des exhalierten Aerosolbolus lassen sich unter Zuhilfenahme standardisierter statistischer Momente ermitteln. Die Standardabweichung, welche beiderseits des Mit-

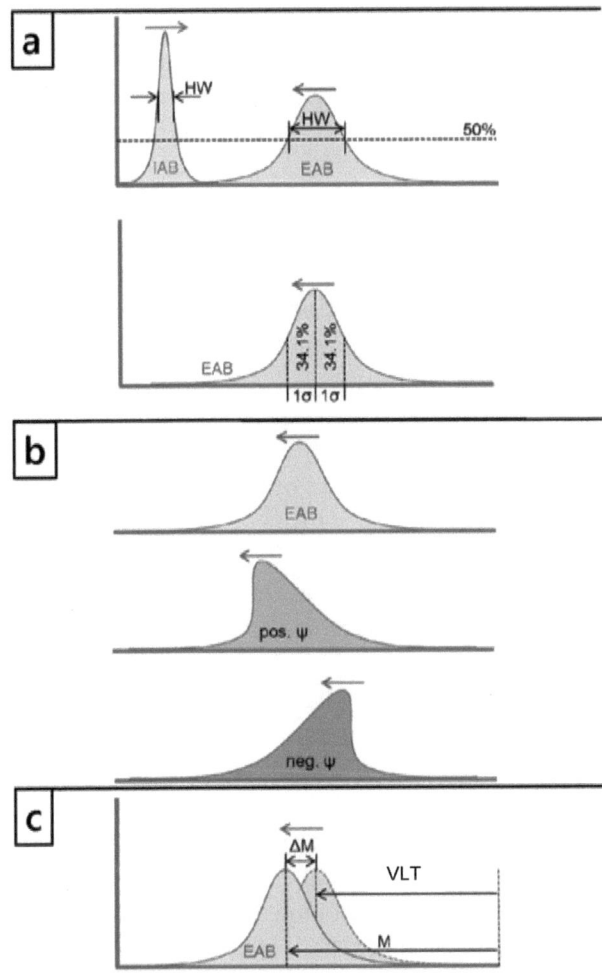

Abb. 5| Wichtige Parameter zur Beschreibung der Geometrie des Aerosolbolus: (a) Halbwertsbreite (HW) und Standardabweichung (σ), (b) Schiefe (ψ), (c) Modus (M); IAB/EAB = inhalierter/exhalierter Aerosolbolus.

13

telwertes jeweils 34,1 % der Breite des Teilchenpeaks abdeckt, entspricht hierbei der Quadratwurzel des zweiten statistischen Moments. Grundsätzlich erfolgt die Berechnung des statistischen Moments (μ_k) nach der mathematischen Formel

$$\mu_k = [\int (t_i - t_m)^k \, C(t) \, dt]/[\int C(t) \, dt], \qquad \text{[Glg. 2]}$$

wobei $C(t)$ die Teilchenkonzentration zur Zeit t, t_i den Zeitpunkt der Bolusinjektion in den inhalierten Luftstrom und t_m die zeitliche Position des Bolusmedians repräsentieren. Der zuletzt genannte Parameter gehorcht im Allgemeinen der Gleichung

$$t_m = [\int t_i \, C(t) \, dt]/[\int C(t) \, dt]. \qquad \text{[Glg. 3]}$$

Die Standardabweichung (σ) kann nun den obigen Ausführungen zufolge nach der Formel

$$\sigma = (\mu_2)^{0,5} \qquad \text{[Glg. 4]}$$

berechnet werden [3, 7, 9].

Die Schiefe (ψ) beschreibt die Geometrie beziehungsweise den Grad der Asymmetrie des exhalierten Aerosolbolus. Aus mathematischer Sicht stellt sie sich als Quotient aus drittem statistischen Moment und Quadrat der Standardabweichung (Varianz) dar:

$$\psi = \mu_3/\sigma^2. \qquad \text{[Glg. 5]}$$

Nimmt die Schiefe den Wert Null an, zeichnet sich der Aerosolpeak durch eine ideale Symmetrie aus. Bei positiven Werten liegt hingegen eine Linksschiefe, bei negativen Werten umgekehrt eine Rechtsschiefe vor [7, 9].

Als letztes charakteristisches Merkmal kann die sogenannte Modusverschiebung (ΔM) angesehen werden, welche der Differenz aus volumetrischer Lungentiefe und Position des Höchstwertes des exhalierten Bolus entspricht:

14

$$\Delta M = VLT - M. \qquad \text{[Glg. 6]}$$

Die Modusverschiebung ist in erster Linie auf die bereits weiter oben angesprochenen Durchmischungsphänomene während des intrapulmonalen Aerosoltransportes zurückzuführen, steht jedoch auch in unmittelbarer Verbindung mit an den Luftwegsbifurkationen generierten Sekundärströmungen, Mischungsprozessen zwischen Inhalations- und Residualluft in den Alveolen und den Trägheitseigenschaften der eingeatmeten Partikel [7-10].

1.3 Anwendungsbereiche der Aerosolbolus-Inhalation

Die gezielte Versetzung der Inhalationsluft mit Teilchenimpulsen hat gerade in den vergangenen Jahrzehnten etliche medizinische und physikalische Anwendungen gefunden, von denen drei etwas näher beleuchtet werden sollen. Hier ist zunächst die Nutzung der Aerosolbolus-Technik für den Transport von eingeatmeten Partikeln zu bestimmten Targetregionen im respiratorischen Trakt zu nennen (Abb. 6). Wie bereits in Abschnitt 1.1 erläutert wurde, lässt sich grundsätzlich eine Differenzierung zwischen flachem Aerosolbolus mit geringer volumetrischer Lungentiefe und tiefem Bolus mit hoher volumetrischer Lungentiefe vornehmen. In der Medizin wird anstelle der volumetrischen Lungentiefe oftmals auch die sogenannte Fronttiefe (V_F) verwendet, welche die volumetrische Distanz zwischen Larynx (Kehlkopf) und Bolusfront bezeichnet. Dieser Parameter besitzt den wesentlichen Vorteil, dass das extrathorakale Luftvolumen nicht in die Messungen beziehungsweise Berechnungen miteinbezogen

15

wird. Bei einem flachen Bolus erfolgt die Partikelinjektion in den inhalierten Luftstrom erst am Ende der Phase des Einatmens, wodurch die Teilchen nur mehr eine stark begrenzte Transportstrecke absolvieren können, ehe sie teilweise zur Ablagerung gelangen. Als hauptsächliche Depositionsorte gelten in diesem Fall die obersten Luftwege und unmittelbar damit assoziierte Lungenstrukturen. Wird die Injektion des Aerosolbolus in der mittleren Phase des Einatmens vorgenommen, gelangen die Partikel in der Hauptsache in mittlere Lungenregionen, um dort einer partiellen Deposition zu unterliegen. Kommt es schließlich zur Injektion des Partikelimpulses in der Endphase der Inhalation, können die Teilchen in großer Anzahl bis in die peripheren Lungenregionen vordringen und sich dort zum Teil ablagern [10-15].

Es muss hier freilich angemerkt werden, dass für Aerosolbolus-Experimente unterschiedliche Partikelgrößen herangezogen werden können, um die gewünschten Depositionseffekte noch zusätzlich zu verstärken. Bei gezielter Ausrichtung der Teilchenablagerung im proximalen Lungenbereich liegt die Verwendung größerer Partikel (> 2 μm) nahe, da diese insbesondere durch massenabhängige Effekte (Impaktion, Sedimentation) an den Luftwegswänden deponiert werden. Soll die Teilchenablagerung bevorzugt im distalen Lungenbereich erfolgen, empfiehlt sich der Gebrauch von möglichst kleinen, durch Diffusion gesteuerten Partikeln (< 0,1 μm). Für die Teilchenablagerung in mittleren Lungenregionen ist schließlich die Verwendung mittelgroßer Partikel (0,75 μm < d < 2 μm) vorteilhaft, da hier sowohl massen- als auch diffusionsbasierte Depositionsmechanismen wirksam werden [16-33].

16

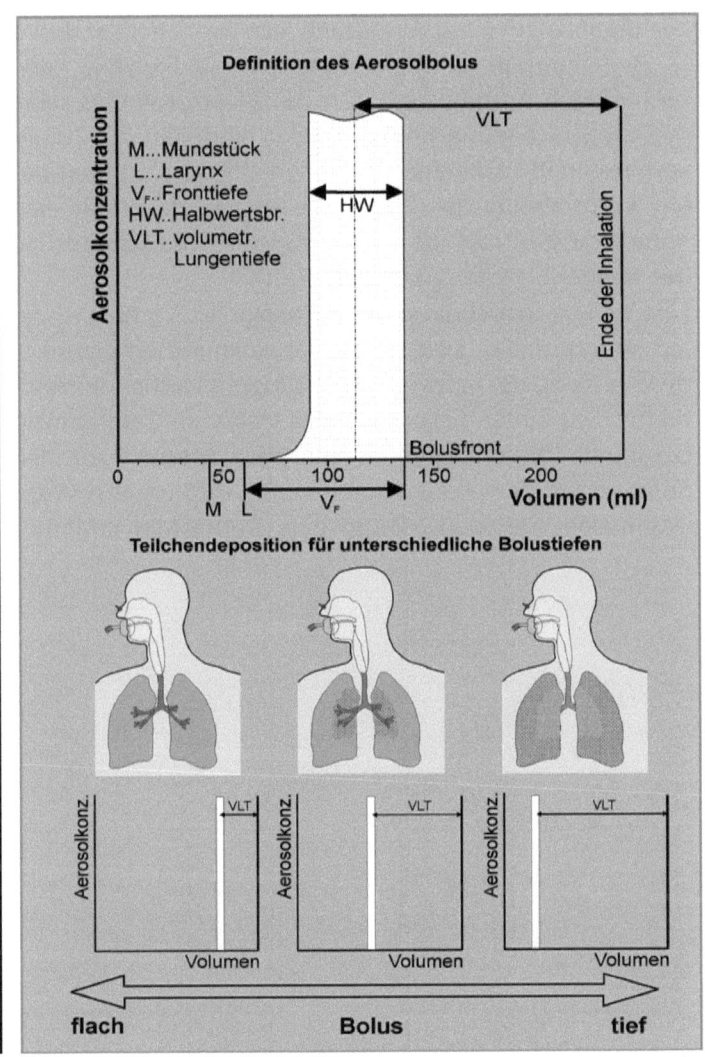

Abb. 6| Zusammenhang zwischen volumetrischer Lungentiefe des Bolus und örtlicher Präferenz der Partikeldeposition.

17

Für die inhalative Verabreichung von Bronchodilatatoren (z. B. Asthmaspray) oder bronchialen Mukolytika kann nach obigen Ausführungen der flache Aerosolbolus seine gezielte Anwendung finden. Erfolgt hingegen die Zufuhr von Insulin in Form einer Inhalationstherapie, ist dem tiefen Aerosolbolus der Vorzug zu geben, da dieser eine hohe Transportrate des aerosolierten Medikaments zu den Lungenbläschen garantiert [7-10].

Eine weitere Anwendung der Aerosolbolus-Technik ist die auf dem gezielten Einsatz von Partikelimpulsen beruhende Ermittlung der Luftwegs- und Lungenbläschenmorphometrie. Das hinter dieser Methode stehende Grundprinzip beruht im Wesentlichen darauf, dass spezielle für den Bolus verwendete Teilchengrößen (0,5-0,75 μm) bei Weglassen einer Atempause kaum eine Deposition erfahren,

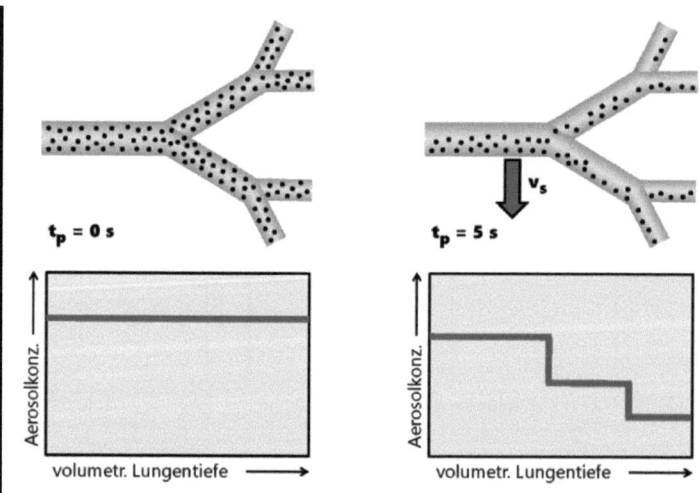

Abb. 7| Illustration zur Veranschaulichung der Grundlagen zur Aerosol-basierten Lungenmorphometrie [3, 4].

so dass deren Konzentration im Teilchenimpuls näherungsweise konstant bleibt. Wird jedoch zwischen Ein- und Ausatmung eine vordefinierte Atempause (z. B. 5 s) eingefügt, geraten die Partikel unter den zunehmenden Einfluss der Sedimentation, wodurch deren sukzessive Ablagerung an den Wänden der respiratorischen Strukturen bewirkt wird. Dies wiederum hat eine permanente Reduktion der Teilchenkonzentration im Aerosolbolus zur Folge (Abb. 7) [3, 4, 9].

Wenn man bei der Inhalation eine initiale Teilchenkonzentration (c_I) annimmt, so erfährt die exhalierte Partikelmenge in Abhängigkeit von respiratorischem Volumen und eingefügter Atempause eine deutliche Reduktion

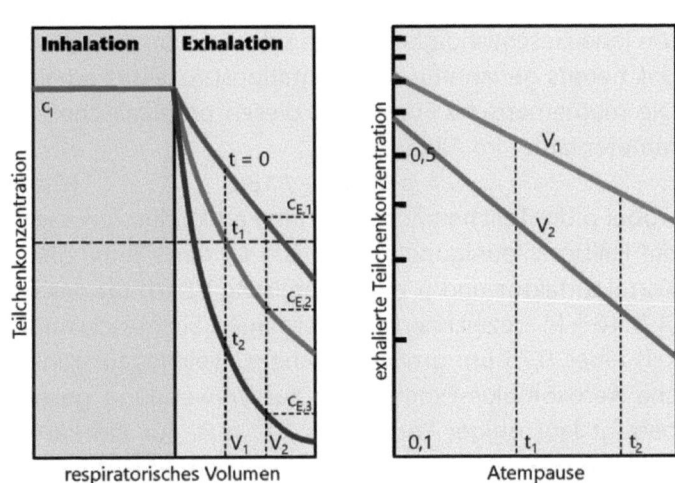

Abb. 8| Abhängigkeit der exhalierten Partikelkonzentration vom respiratorischen Volumen V (volumetrische Lungentiefe des Bolus; links) und von der Dauer der zwischen In- und Exhalation eingeschobenen Atempause t (rechts).

19

(Abb. 8). Trägt man die ausgeatmete Teilchenkonzentration gegen das Atemvolumen beziehungsweise die volumentrische Lungentiefe des inhalierten Aerosolbolus auf, ergibt sich mit zunehmendem Volumen ein exponentieller Abfall. Dieser fällt umso stärker aus, je länger die Atempause gewählt wird. Trägt man in weiterer Folge die exhalierte Partikelkonzentration in einem halblogarithmischen Diagramm gegen die Atempause auf, erhält man je nach verwendetem respiratorischen Volumen unterschiedlich steile lineare Funktionen (Abb. 8).

Um von den soeben vorgestellten Parametern und Funktionen zur respiratorischen Morphometrie zu gelangen, ist es zunächst notwendig, den Begriff der terminalen Sinkgeschwindigkeit zu erläutern. Dabei handelt es sich um jene Geschwindigkeit, welche die Teilchen im Rahmen des bereits genannten Sedimentationsprozesses erhalten. Die mathematische Formel für diesen physikalischen Parameter lautet im Allgemeinen

$$v_t = \rho \, d_P^2 \, g \, C_C \, / \, 18\mu, \qquad \text{[Glg. 7]}$$

wobei ρ die Teilchendichte, d_P den Partikeldurchmesser, g die Fallbeschleunigung (9,81 m/s²), C_C den Cunningham-Korrekturfaktor und μ die dynamische Viskosität der Luft (1,4 10^{-5} P) bezeichnen. Die terminale Sinkgeschwindigkeit eines 0,75 µm großen Teilchens, welches für zahlreiche Aerosolbolus-Experimente zur Verwendung gelangt, beträgt laut obiger Formel 2,6 10^{-5} m/s. Für ein Partikel mit einem Durchmesser von exakt 1,0 µm erhält man dagegen eine Sinkgeschwindigkeit von etwa 4,5 10^{-5} m/s. Aus dem rechten Diagramm der Abb. 8 lässt sich die mathematische Funktion

$$\log c_E = c_{E,0} - (\Delta c_E / \Delta t) \, t \qquad \text{[Glg. 8]}$$

20

ableiten, in der c_E die exhalierte Teilchenkonzentration, $c_{E,0}$ die ausgeatmete Partikelkonzentration bei fehlender Atempause und t die Dauer der Atempause repräsentieren. Jene Atempause, welche eine Reduktion der Ausgangskonzentration auf die Hälfte bewirkt, kann nach der Formel

$$t = \log 0{,}5c_{E,0} - c_{E,0} / -(\Delta c_E/\Delta t) \qquad \text{[Glg. 9]}$$

zur Darstellung gebracht werden. Für den Durchmesser der respiratorischen Struktur (D) ergibt sich dann der einfache Zusammenhang

$$D = 2v_t\, t. \qquad \text{[Glg. 10]}$$

Verwendet man für die Aerosolbolus-basierte Lungen-

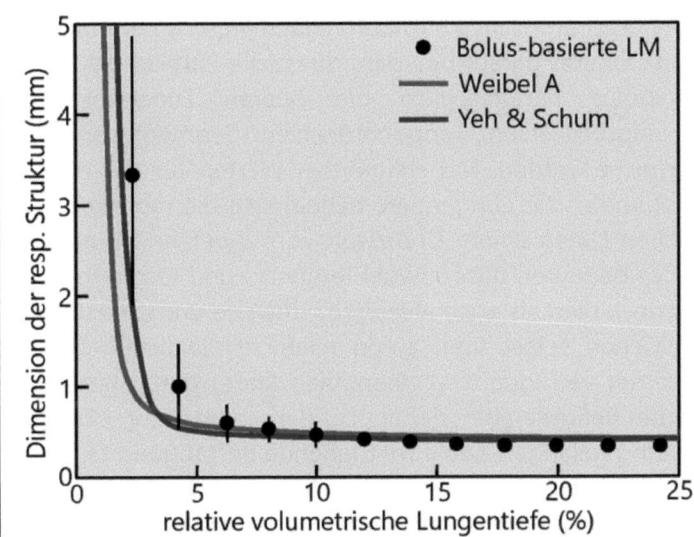

Abb. 9| Morphometrie der respiratorischen Strukturen mit zunehmender relativer volumetrischer Lungentiefe (LM = Luftwegsmorphometrie) [3, 34, 35].

morphometrie beispielsweise Teilchen mit einem Durchmesser von 0,75 µm und einer Dichte von 1 g/cm³ (Einheitsdichte) und berechnet man zudem nach Glg. 9 eine Atempause von exakt 10 s, so erhält man gemäß Glg. 10 einen Durchmesser von 5,2 10^{-4} m (0,52 mm).

Vergleicht man die mithilfe der Aerosolbolus-Inhalation gewonnenen morphometrischen Daten mit jenen zweier bekannter und häufig verwendeter Lungenmodelle, so kann man nahezu identische Funktionsverläufe feststellen (Abb. 9). Liegt die relative volumetrische Lungentiefe, welche den Quotienten aus volumetrischer Lungentiefe und Totaler Lungenkapazität (VLT(%) = VLT/TLC 100%) repräsentiert, unter 5 %, bewegen sich die Durchmesser der respiratorischen Strukturen noch im Millimeterbereich. Dies deutet darauf hin, dass durch die Partikel des Aerosolbolus hauptsächlich die oberen Lungenbereiche (Hauptbronchien, Lappenbronchien, Segmentbronchien) erreicht werden. Mit steigenden Werten für die relative volumetrische Lungentiefe nähern sich die morphometrischen Daten einem Grenzwert von ungefähr 0,5 mm an. Dies bedeutet, dass sowohl terminale und respiratorische Bronchiolen als auch alveoläre Luftwege und die Lungenbläschen selbst über einen relativ einheitlichen Durchmesser verfügen. Das Phänomen findet durch histologische Befunde, bei denen Lungenschnitte zur Untersuchung gelangen, seine weitgehende Bestätigung [3, 4].

Die auf der Inhalation von Teilchenimpulsen beruhende Lungenmorphometrie erweist sich etwa dann als recht brauchbar, wenn es gilt, etwaige Abnormitäten der Lungenarchitektur (Obstruktionen, Ektasien) festzustellen und mit einfachen Mitteln zu vermessen.

Auf die Verwendung der Aerosolbolus-Technik und des damit verbundenen Dispersionsphänomens in der medizinischen Diagnostik wurde bereits kurz hingewiesen. Die gesunde Menschenlunge zeichnet sich im Wesentlichen dadurch aus, dass die bronchialen und ein Teil der bronchiolären Luftwege von einer als Transportmedium für abgelagerte Teilchen dienenden Mukusschicht bedeckt werden. Diese wird durch die synchronisierte Aktivität von zahlreichen Flimmerzellen in Richtung Trachea und Kehlkopf transportiert. Der Durchmesser der Luftwege nimmt von der Trachea in Richtung terminale Bronchiolen gemäß einer exponentiellen Funktion kontinuierlich ab, wobei sich ein anfänglicher Wert von ungefähr 1,8 cm (Luftröhre) auf 0,05 cm (terminale Bronchiole) reduziert. Die Länge der luftleitenden Strukturen erfährt gleichzeitig eine Verkürzung von etwa 12 cm auf 0,06 cm. Die bereits an den respiratorischen Bronchiolen ansetzenden und in weiterer Folge in den sogenannten Azini kumulierten Lungenbläschen (Alveolen) weisen in ihrem Normalzustand einen Durchmesser von ungefähr 0,025 cm (250 µm) auf, repräsentieren jedoch elastische Strukturen mit variablem Volumen (Abb. 10) [36-51].

In der kranken Lunge treten in der Regel mehrere Veränderungen im Vergleich zum gesunden respiratorischen System auf. Durch inflammatorische Prozesse oder Störungen des Zellstoffwechsels kann es beispielsweise zu einer ödematösen Modifikation des bronchialen Epithels und der daran anschließenden Gewebeschichten kommen. Dies wiederum hat eine lokale Verengung der Luftwegsdurchmesser (Obstruktion) zur Folge. Manche Krankheiten bewirken eine Hyperaktivität sekretorisch aktiver Zel-

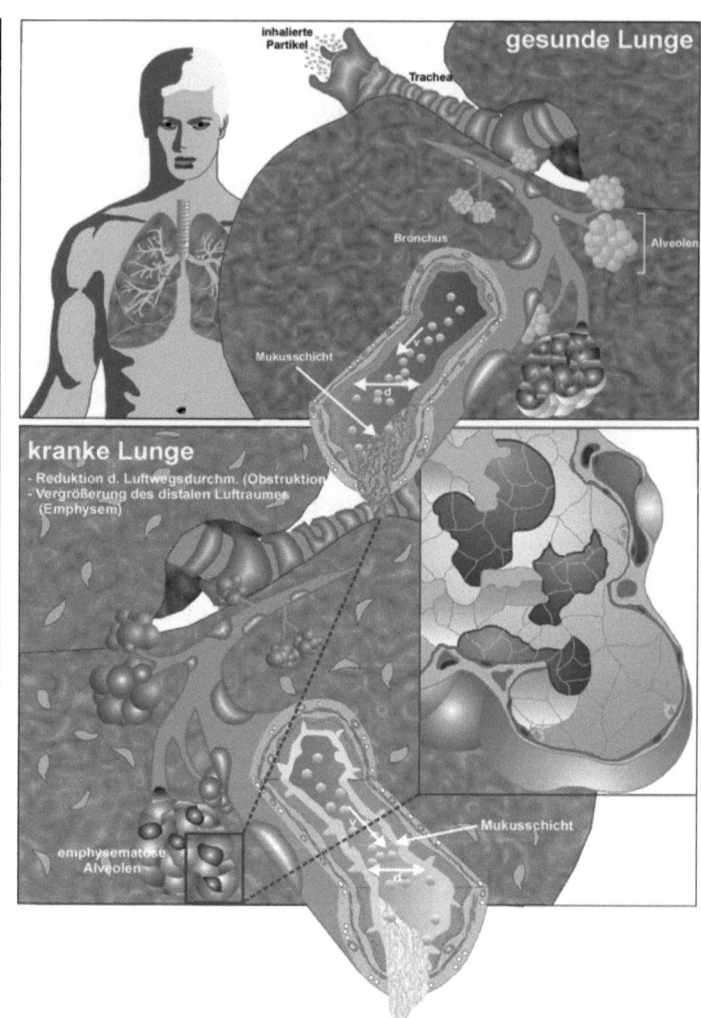

Abb. 10| Illustration zur Herausstellung wesentlicher Unterschiede zwischen gesunder und kranker Lunge und deren Darstellung durch Aerosolbolus-Experimente (siehe Text).

len und Drüsen, wodurch die zur Teilchenclearance dienende Mukusschicht stetig an Dicke zunimmt und ab einem gewissen Punkt zu einem unbeweglichen Medium gerät. In kleinen Bronchien besteht durch den stetigen Mukuszuwachs die Gefahr von Verstopfungen durch den Lungenschleim (mucus plugging), was eine lokale Unterbindung der Sauerstoffzufuhr zu den Alveolen zur Folge hat. Die Verengung von Bronchien und Bronchiolen führt nicht selten zu einer erheblichen Steigerung des Strömungsdrucks in den peripheren Lungenstrukturen (respiratorische Bronchiolen, azinäre Luftwege, Alveolen). Diese können im Laufe der Zeit ihre Elastizität verlieren und als Konsequenz dessen eine Ausdehnung (Ektasie, Emphysem) erfahren. Emphysematische Veränderungen der Lungenbläschen werden für gewöhnlich noch dadurch verstärkt, dass die alveolären Septen durch Autoimmunreaktionen teilweise beseitigt werden (Abb. 10) [52-69].

Mithilfe der Aerosolbolus-Inhalation lassen sich die oben geschilderten Modifikationen im respiratorischen System zur Darstellung bringen, wobei die Verbreiterung des Partikelpeaks als diagnostischer Parameter zum Einsatz gelangt. Die dargelegte Veränderung der Luftwegsdurchmesser, wie sie etwa bei chronischer Bronchitis, Asthma oder Mukoviszidose auftritt führt bei nahezu normaler Atmung zu einer kontinuierlichen Erhöhung der bronchialen und bronchiolären Strömungsgeschwindigkeit, womit die axiale Diffusion und dadurch auch die Dispersion eine Steigerung erfahren. Mit fortschreitendem Krankheitsverlauf erfolgt eine kontinuierliche Anpassung der Atmung (Abflachung) an die modifizierten Lungenstrukturen, wodurch die laterale Ausdehnung des Aerosolbolus wiederum deutlich eingeschränkt wird. In diesem Fall sind weitere Parameter wie die Partikeldeposition aus dem Bolus, welche in den obstruierten Luftwegen ebenfalls sukzessive anwächst, heranzuziehen [52-69].

Auch durch Bronchiektasien und Emphyseme hervorgerufene Veränderungen der peripheren Lungenarchitektur können anhand der Aerosolbolus-Inhalation zur Darstellung kommen. Die kontinuierliche Ausdehnung jenes Luftraums, der sich jenseits der terminalen Bronchiolen befindet, hat in der Regel eine signifikante Erhöhung der Aerosolbolus-Dispersion bei gleichzeitiger Verringerung der Partikeldeposition zur Folge. Dieser Umstand rührt im Wesentlichen daher, dass in den peripheren Strukturen eine Vermischung von Inhalations- und Residualluft stattfindet und die im Bolus mitgeführten Teilchen für ihre Ablagerung längere Diffusions- beziehungsweise Sedimentationsstrecken zurücklegen müssen. Mit fortschreitendem Verlauf der Krankheit und entsprechender Zunahme ihres Schweregrades bleibt immer mehr Residualluft in den Lungen zurück, die sich mit den stetig kleiner werdenden Volumina der eingeatmeten Luft vermengt, wodurch das Dispersionsphänomen seinen Höhepunkt erreicht. Die peripheren Gewebsstrukturen, die etwa bei einem bullösen Emphysem extreme Dimensionen erreichen können, bewirken ein nahezu vollständiges Aussetzen der alveolären Teilchenablagerung [52].

2 | BOLUS-MODELLE

2.1 Stochastisches Lungenmodell

In den vergangenen Jahrzehnten wurden etliche Computermodelle zur Simulation der Aerosolbolus-Inhalation entwickelt. Anfänglich wurde die sogenannte symmetrische oder deterministische Lungenstruktur als Grundlage für die Modellbildung verwendet. Die deterministische Annäherung an den tracheobronchialen Luftwegsbaum sieht vor, dass innerhalb einer gegebenen Luftwegsgeneration alle tubulären Einheiten durch identische geometrische Parameter (Durchmesser, Länge, Verzweigungswinkel) gekennzeichnet sind, wodurch letztendlich ein Gebilde mit gleichmäßiger Ausdehnung entsteht. Die ideale Symmetrie der Lungenstruktur hat freilich zur Folge, dass alle inhalierten Teilchen gleich lange Strecken von der Trachea zu den terminalen beziehungsweise respiratorischen Bronchiolen zurücklegen und demzufolge gleichmäßige Depositionsmuster zur Ausbildung gelangen (Abb. 11) [34, 36].

Neuere Modelle gründen auf einer stochastischen oder probabilistischen Architektur des Luftwegsbaumes. Diese zeichnet sich dadurch aus, dass innerhalb einer gegebenen Luftwegsgeneration einzelne geometrische Parameter der Bronchien und Bronchiolen normalverteilt sind. Je nach Breite der Normalverteilung, welche durch die Standardabweichung definiert wird, liegt eine stärkere oder schwächere Variation der geometrischen Bestimmungsgrößen vor. Die durch die Normalverteilungen erzeugte

27

deterministisch

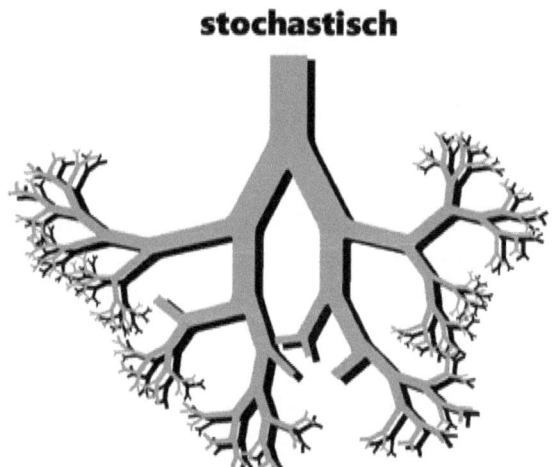

stochastisch

Abb. 11| Unterscheidung zwischen deterministischer und stochastischer Lungenarchitektur.

strukturelle Variabilität führt in letzter Konsequenz zur Erzeugung eines in hohem Maße unregelmäßigen Luftwegsbaumes, der jedoch als brauchbare Approximation der Reallunge verstanden werden kann (Abb. 11). Das stochastische Lungenmodell ist durch unterschiedliche Transportstrecken einzelner eingeatmeter Partikel charakterisiert. Dieser Umstand hat letztendlich die Bildung von zum Teil hochkomplexen Depositionsmustern zur Folge [70-82].

Die Generierung der stochastischen Lungenstruktur erfolgt in der Regel Schritt für Schritt von der ersten bis zur letzten Luftwegsgeneration, wobei im adulten respiratorischen Trakt 25 bis 30 bronchiale und bronchioläre Generationen auftreten können. Um ein in Bezug auf seine Morphometrie möglichst variables Gebilde zu erhalten, wurden generationsspezifische Normalverteilungen von vier geometrischen Parametern erstellt. Neben dem Durchmesser (d) und der Länge (l) der Luftwege gelangten noch der Verzweigungswinkel (θ) und der Gravitationswinkel (φ) zur statistischen Analyse (Abb. 12). Die zuletzt genannte Größe repräsentiert den Winkel zwischen Mittelachse des gegebenen Luftweges und Richtung der Schwerkraft (= Richtung der Trachea bei stehender oder sitzender Körperhaltung) [72, 82].

Um die bereits genannten Normalverteilungen der geometrischen Größen erstellen zu können, war zunächst die detaillierte statistische Bearbeitung realer morphometrischer Datensätze notwendig, welche vor allem in den 1970er Jahren produziert worden waren. Zum damaligen Zeitpunkt waren Abgüsse verschiedener Lungen hergestellt und unter Zuhilfenahme interferometrischer Techni-

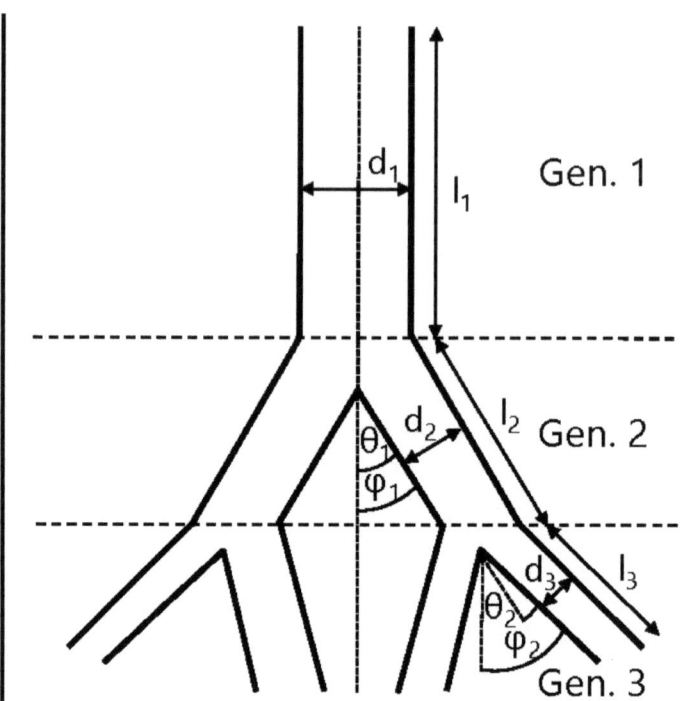

Abb. 12| Essenzielle geometrische Parameter zur Generierung eines stochastischen Luftwegsbaumes: d = Durchmesser, l = Länge, θ = Verzweigungswinkel, φ = Gravitationswinkel.

ken vermessen worden. Nachdem für jeden Parameter und jede in Frage kommende Luftwegsgeneration entsprechende Normalverteilungen erzeugt worden waren, wurden in weiterer Folge die zugehörigen Wahrscheinlichkeitsdichtefunktionen ermittelt. Dabei wurden die relativen Häufigkeiten (Wahrscheinlichkeiten) der einzelnen Parameterwerte sukzessive aufaddiert und in ein Diagramm mit logarithmischer Abszisse eingetragen. Als

Ergebnis dieser Prozedur entstand eine Gerade, welche von den Ordinatenwerten 0 bis 1 reicht (Abb. 13) [36, 82]. Die halblogarithmisch skalierte Wahrscheinlichkeitsdichtefunktion diente als Grundlage für den schrittweisen Aufbau des tracheobronchialen Luftwegsbaumes. Für diesen Zweck gelangte das Zufallszahlprinzip zur Anwendung. Dabei wurde mithilfe eines Zufallszahlgenerators eine reelle Zahl zwischen 0 und 1 erzeugt und in weiterer Folge auf der Ordinate des betreffenden Diagramms aufgetragen. Der zugehörige Abszissenwerte wurde unter Zuhilfenahme horizontaler und vertikaler Hilfslinien ermittelt (Abb. 13b). Die Prozedur wurde für jede Luftwegsgeneration und jeden der oben genannten geometrischen Parameter durchgeführt, wobei die Anzahl N_i der in der Generation i vorhandenen tubulären Elemente nach der einfachen Formel

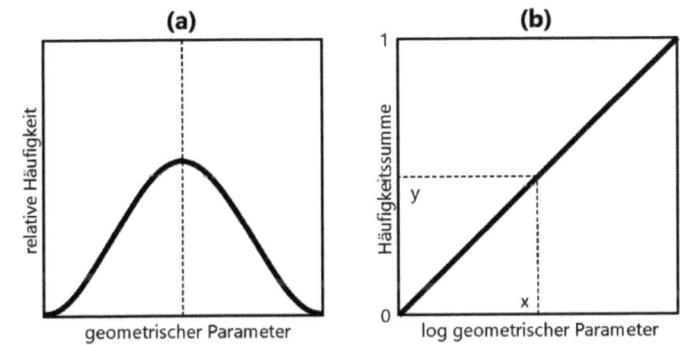

Abb. 13| Statistische Bearbeitung der geometrischen Parameter: (a) Erstellung von Normalverteilungen, (b) Berechnung der zugehörigen Wahrscheinlichkeitsdichtefunktionen, aus denen unter Zuhilfenahme des Zufallszahlprinzips entsprechende Werte ausgewählt werden.

$$N_i = 2^{i-1} \qquad \text{[Glg. 11]}$$

durchgeführt wurde. Im Falle der Trachea (Generation 1) ergibt sich laut obiger Formel ein einzelnes Strukturelement, wohingegen im Falle der terminalen Bronchiolen ($\geq$ Generation 16) 32,768 Elemente und mehr vorliegen [36]. Neben dem als Basis für die Simulation der Aerosolbolus-Inhalation dienenden stochastischen Lungenmodell spielten auch noch jene theoretischen Überlegungen eine Rolle, welche sich mit dem Transport der eingeatmeten Teilchen in den einzelnen Strukturen des respiratorischen Traktes beschäftigen. Im konkreten Fall gelangte ein sogenanntes Zufallspfadmodell (random-walk model) zur Anwendung, bei dem der Transportverlauf jedes einzelnen Partikels theoretisch nachgezeichnet wird (Abb. 14). Dafür wurde jedem Teilchen eine eigene Simulation gewidmet, welche die Generierung eines Pfades auf Basis des Zufallsprinzips beinhaltet. Dieses entscheidet bei Erreichen einer Luftwegsgabelung (Bifurkation), ob das Partikel in den linken oder rechten Tochterluftweg eindringt. Beeinflusst wird die Entscheidung unter anderem vom Strömungsquerschnitt sowie vom Verzweigungswinkel der Tochtertuben. So ergeben sich je nach betrachteter Simulation zum Teil höchst unterschiedliche Transportpfade, welche das inhalierte Partikel einmal in den linken oberen Lungenlappen, das andere Mal hingegen in den rechten unteren Lungenlappen führen können [82].

Um eine statistische Verwertbarkeit der theoretisch generierten Teilchenwege zu erhalten, kam das Monte-Carlo-Prinzip zur Anwendung, bei dem eine Vielzahl (z. B. 100,000) an Simulationen gleichzeitig erfolgt und entsprechend evaluiert werden kann [82-109].

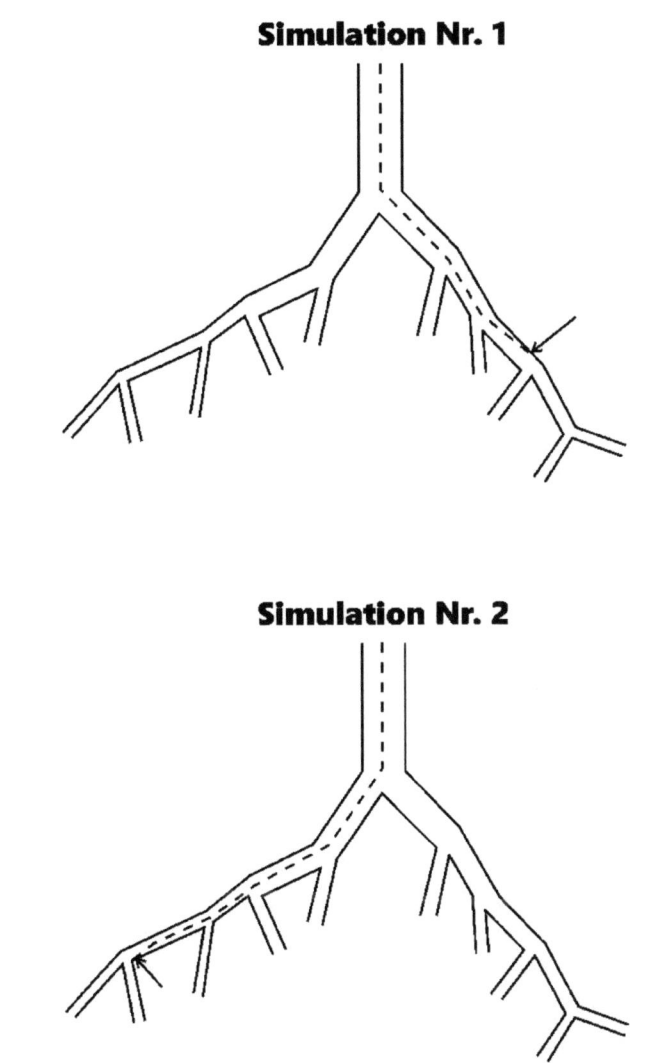

Abb. 14| Simulationen verschiedener Teilchentransportpfade unter Verwendung des Zufallsprinzips.

2.2 Depositionsmodell

Nach Erreichen des respiratorischen Traktes werden die Partikel von verschiedenen physikalischen Mechanismen erfasst, welche deren Deposition an den Wänden der Luftwege und Lungenbläschen hervorrufen können. Im Falle von sphärischen Teilchen, die zwecks der besseren Handhabung bei Aerosolbolus-Experimenten zum Einsatz gelangen, gibt es im Wesentlichen drei solche Mechanismen der Ablagerung, nämlich die Diffusion oder Brown'sche Bewegung, die Impaktion und die Sedimentation.

Die Diffusion tritt bevorzugt bei Partikeln der Nanometerskala (< 0,1 μm) auf und entsteht durch die Kollision dieser Teilchen mit den Molekülen der umgebenden Luft. Die ständige Partikel-Molekül-Interaktion, wie sie charakteristisch für das freie molekulare Strömungsregime ist, führt dazu, dass die inhalierten Teilchen zufälligen Transportpfaden folgen und dadurch immer weiter von ihrer ursprünglichen Bewegungsbahn abweichen (Abb. 15, oben). Die durch die Diffusion hervorgerufene, chaotische Partikelbewegung kann in letzter Konsequenz in einer Kollision mit der Wand der betreffenden Lungenstruktur resultieren. Die Wirkung der Diffusion hängt von zahlreichen Parametern ab, wobei die Impulswirkung der Luftmoleküle mit abnehmendem Durchmesser der inhalierten Partikel stetig anwächst. Dies hat zur Folge, dass Teilchen mit einer Größe von lediglich 1 nm unter extrem starken diffusiven Einfluss gelangen können, während Partikel mit einer Größe von 1 μm nur in sehr abgeschwächter Form von diesem Mechanismus erfasst werden. Eine weitere wichtige Kenngröße der Diffusion ist die Strömungsgeschwinfigkeit der eingeatmeten Luft und der darin trans-

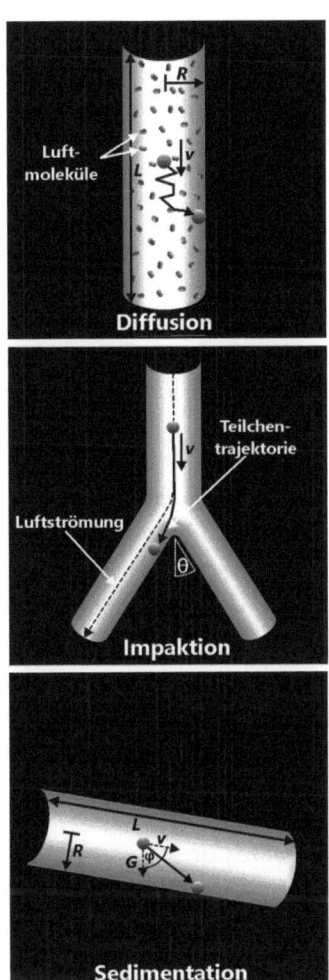

Abb. 15| Depositionsmechanismen kugelförmiger Teilchen im respiratorischen Trakt (R = Luftwegsradius, L = Luftwegslänge, v = Strömungsgeschwindigkeit, θ = Verzweigungswinkel, φ = Gravitationswinkel, G = Schwerkraft).

35

portierten Teilchen, welche ebenfalls in indirektem Zusammenhang mit dem Depositionsmechanismus (niedrige Strömungsgeschwindigkeit bewirkt hohe Diffusionseffizienz und umgekehrt) steht. Zwischen In- und Exhalation eingeschobene Atempausen führen dabei klarerweise zu einer deutlichen Steigerung der Wechselwirkung zwischen Teilchen und umgebenden Luftmolekülen. Die durch die Brown'sche Bewegung hervorgerufene Partikeldeposition findet den obigen Erkenntnissen zufolge bevorzugt in kleinen luftleitenden Strukturen sowie den Alveolen mit ihrem mittleren Durchmesser von 250 µm statt [36, 82-109].

Die Impaktion erfasst im Gegensatz zur Diffusion vor allem größere Partikel (> 1,0 µm), welche sich aufgrund ihrer höheren Masse durch eine gewisse Trägheit im inhalierten Luftstrom auszeichnen. Diese Eigenschaft macht sich insbesondere an Luftwegsverzweigungen (Bifurkationen) bemerkbar, wo der Luftstrom zum Teil eine signifikante Richtungsänderung erfährt. In der eingeatmeten Luft mitgeführte Partikel können wegen ihrer Trägheit diesem Wechsel der Strömungsrichtung oftmals nicht folgen und treffen als Folge dessen auf der Wand der nachfolgenden tubulären Strukturen auf (Abb. 15, Mitte). Genauso wie die Diffusion wird auch die Impaktion von einer größeren Anzahl an physikalischen Faktoren beeinflusst, unter welchen wiederum die Partikelgröße und Strömungsgeschwindigkeit besonders hervorzuheben sind. Je größere Werte diese beiden Parameter annehmen, desto höher gestaltet sich die Effizienz der durch die Impaktion hervorgerufenen Teilchenablagerung. Als weitere wesentliche Einflussgröße kann der Verzweigungswinkel im Bereich der Luftwegsgabelung angesehen werden, dessen Zunahme eine Verstärkung der oben erläuterten Richtungsänderung der Luftströmung bewirkt. Dies wiederum hat eine zum Teil drastische Erhöhung der impaktiven Wirkung zur Folge [99-120].

Die zuletzt noch zu behandelnde Sedimentation spielt ebenfalls vor allem bei größeren Teilchen eine Rolle, welche dem kontinuierlichen Strömungsregime zuzuordnen sind und demzufolge nicht oder nur in sehr geringem Maße unter dem Einfluss der umgebenden Luftmoleküle stehen. Derartige Partikel geraten aufgrund ihrer erhöhten Masse in das verstärkte Wirkungsfeld der zum Erdmittelpunkt hin orientierten Schwerkraft. Die in Strömungsrichtung wirkende Kraft sowie die Schwerkraft bilden ein Kräfteparallelogramm, aus dem letztendlich die Transportbahn des Partikels innerhalb der luftleitenden oder alveolären Struktur resultiert. Die von den verschiedenen Kräften beeinflusste Teilchentrajektorie kann vielfach zu einer Ablagerung der Partikel führen (Abb. 15, unten). Die Sedimentation nimmt im Allgemeinen mit der Teilchengröße zu und ist zudem von der Orientierung der luftleitenden Struktur im Gravitationsfeld abhängig. Dies bedeutet, dass in horizontal verlaufenden Luftwegen maximale, in vertikal verlaufenden Luftwegen hingegen minimale Teilchendepositionen zu erwarten sind. Als weiterer wichtiger Einflussfaktor gilt wiederum die Strömungsgeschwindigkeit der inhalierten Luft, welche die Aufenthaltsdauer der Partikel in den tubulären Elementen bestimmt. Je höher diese Dauer ist, desto effizienter vermag die Schwerkraft auf die inhalierten Objekte einzuwirken. Die durch die Sedimentation hervorgerufene Partikeldeposition ist in kleinen Strukturen des respiratorischen Traktes (Bronchiolen, Alveolen) wesentlich stärker ausgeprägt als in großen (Bronchien), weshalb der Depositionsmechanismus bevorzugt in den distalen Lungenregionen anzutreffen ist.

Ein weiterer, hier nicht näher behandelter Depositionsmechanismus ist die sogenannte Interzeption. Diese spielt lediglich bei nichtsphärischen Teilchen (Stäbchen, Fasern, Plättchen) eine Rolle und berücksichtigt den Umstand, dass derartige Partikel im Strömungsfeld ein aus

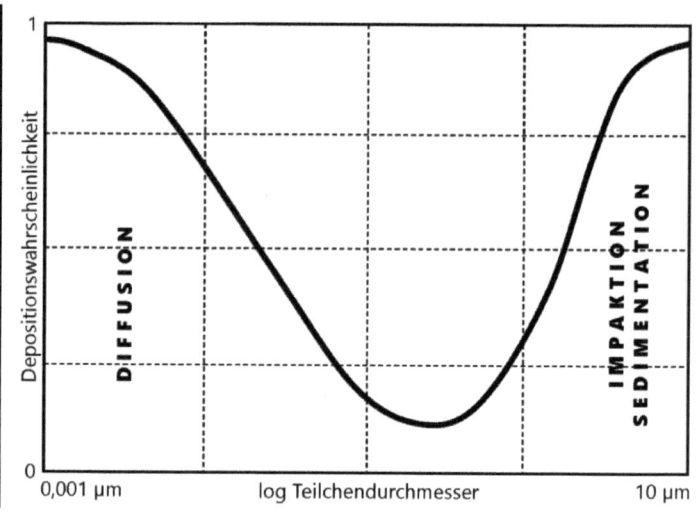

Abb. 16| Abhängigkeit der Depositionswahrscheinlichkeit inhalierter Partikel vom Teilchendurchmesser. Während der Depositionsmechanismus der Diffusion bei Nanoteilchen seine maximale Wirkung zu entfalten vermag, können Impaktion und Sedimentation hauptsächlich bei Partikeln des Mikrometerbereichs beobachtet werden [36, 82, 99-120].

mehreren Komponenten zusammengesetztes Drehmoment entwickeln. Die dadurch entstehende Teilchenrotation führt vor allem in kleineren Lungenstrukturen zu entsprechenden Kollisionsereignissen [99-120].

Die Abhängigkeit der Teilchendeposition von der Größe der inhalierten Partikel wird im Allgemeinen durch eine U-förmige Funktion beschrieben (Abb. 16). Dies bedeutet, dass Kleinstpartikel und große Teilchen jeweils durch hohe Ablagerungen in den einzelnen Lungenstrukturen gekennzeichnet sind, während mittelgroße Objekte (0,1-0,5 µm) über niedrige Depositionswahrscheinlichkeiten verfügen. Die hohen Ablagerungswerte kommen der obigen Abbildung zufolge einerseits durch die Diffusion und andererseits durch Impaktion und Sedimentation zustande. Das Depositionsminimum kann hingegen darauf zurückgeführt werden, dass die von niedriger Ablagerung betroffenen Teilchen bereits zu groß für die diffusive Wirkung, jedoch noch zu klein für die impaktive und sedimentative Wirkung sind [99-120].

Die Simulation der einzelnen im Detail erläuterten Depositionsmechansimen erfolgte im Wesentlichen unter Zuhilfenahme entsprechender empirischer und analytischer Formeln, welche gerade in den vergangenen Jahrzehnten einen kontinuierlichen Validierungsprozess durchliefen. Auch Ergebnisse moderner numerischer Modellkonzepte fanden ihren Eingang in die vorliegende mathematische Näherung, wobei anhand dieses Zugang vor allem die extrathorakalen Luftwege eine wesentlich genauere Darstellung erfuhren. Die Resultate der theoretischen Depositionsberechnungen wurden bei jeder Gelegenheit mit experimentellen Daten verglichen.

2.3 Aerosolbolus-Dispersion

Das auf einer stochastischen Lungenarchitektur und zufällig gewählten Transportpfaden der inhalierten Teilchen basierende Modell zur Aerosolbolus-Dispersion wurde unter Einbeziehung verschiedener theoretischer Ansätze entwickelt. Demnach wird die kontinuierliche Verbreiterung des durch die Luftwege und Lungenbläschen transportierten Teilchenimpulses als Resultat von Mischungsvorgängen in der extrathorakalen Region, konvektiven Mischungsprozessen in den luftleitenden Strukturen, Mischungsphänomenen, welche an den Luftwegsgabelungen aufgrund von Sekundärströmungen entstehen, Unterschieden zwischen inspiratorischen und exspiratorischen Strömungsprofilen und Vermengungen zwischen bestimmten Anteilen der Inhalationsluft und der Residualluft in den Alveolen angesehen [1-10, 121-129].

Bei flachen Aerosolimpulsen mit volumetrischen Lungentiefen unter 100 cm³ verbleibt eine signifikante Fraktion der inhalierten Teilchen in der oropharyngealen Region, welche morphometrischen Untersuchungen zufolge ein durchschnittliches Volumen von 50 cm³ aufweist. Da sich dieser Abschnitt des respiratorischen Traktes durch seine komplexe anatomische Struktur und damit in unmittelbarer Verbindung stehende Strömungsinstabilitäten auszeichnet, erfolgt die Vermischung von Aerosol und Umgebungsluft sowohl während der Inhalation als auch während der Exhalation. Der Anteil der Aerosolbolus-Dispersion in der extrathorakalen Region fand durch die Implementierung einer Gauß'schen Dispersionsfunktion mit einer Halbwertsbreite von 10 cm³ (Ein- und Ausatmung) ihre gebührende Berücksichtigung [7-9].

In Bezug auf die konvektiven Mischungsvorgänge in den luftleitenden Strukturen stützt sich das Modell weitgehend auf experimentelle und theoretische, durch numerische Berechnungen gewonnene Befunde. Laut den experimentellen Studien lassen sich konvektive Mischungsprozesse durch eine sogenannte effektive axiale Diffusivität (D_{eff}) zum Ausdruck bringen, wobei dieser Parameter geringfügig unterschiedliche Werte für die Inspiration und Exspiration annimmt. Betrachtet man die Strömung in einer tubulären Struktur, so kann man die Aerosolbolus-Dispersion für gewöhnlich als Resultat der Interaktion zwischen axialer Diffusion auf der einen Seite und radialer Diffusion auf der anderen auffassen. Da die in axialer Richtung erfolgende Strömung Scherkräften ausgesetzt ist und demzufolge einen Geschwindigkeitsgradienten entwickelt (siehe unten), sorgt die radiale Diffusion für den Transfer von schneller bewegten Teilchen in langsamer strömende Regionen und umgekehrt. Die zwischen inhalativer und exhalativer Strömung bestehende Differenz der Dispersion ist im Wesentlichen auf die Veränderungen des Strömungsfeldes zwischen den beiden Atmungsphasen zurückzuführen [7-9].

Die effektive Diffusivität wurde ursprünglich für die laminare Strömung von Gasen in den oberen Luftwegsgenerationen definiert, lässt sich aber auch auf kleine Aerosolpartikel und Luftwege der distalen Lungenregion anwenden. Mithilfe von numerischen Studien an Doppelbifurkationen konnte unter anderem der Nachweis erbracht werden, dass die effektive Diffusivität für jene Teilchen, welche typischerweise bei Bolusexperimenten zur Anwendung gelangen (Durchmesser: ~1 µm), rund 35 % niedriger als für Gase ist, da der Anteil der radialen Diffusion stark abnimmt. Aus mathematischer Sicht kann die effektive Diffusivität durch die beiden Formeln [130-132]

$$D_{eff} = \chi \, (D + 1{,}08vd) \text{ für Inhalation} \qquad [\text{Glg. 12}]$$

und

$$D_{eff} = \chi \, (D + 0{,}37vd) \text{ für Exhalation} \qquad [\text{Glg. 13}]$$

zum Ausdruck gebracht werden. In den oben angeführten Gleichungen bezeichnet χ einen spezifischen Korrekturfaktor, welcher im Falle der Inhalation einen Wert von 0,65, im Falle der Exhalation hingegen einen Wert von 0,70 annimmt. Der Parameter D repräsentiert den mithilfe der Einstein-Stokes-Gleichung berechenbaren Diffusionskoeffizienten, wohingegen v die axiale Strömungsgeschwindigkeit in einer gegebenen Luftwegsgeneration und d den Durchmesser dieser tubulären Struktur repräsentieren. Aus den obigen Formeln lässt sich ablesen, dass D_{eff} keinen Wert annimmt, der niedriger als D ist, und somit $D_{eff} = \text{MAX}(D_{eff}, D)$ gilt. Diese Grundvoraussetzung wird im Modell stets erfüllt, da der Diffusionskoeffizient von Partikeln mit einem Durchmesser von unter 1 µm um Größenordnungen unter dem Produkt aus Strömungsgeschwindigkeit und Luftwegsdurchmesser rangiert (ca. 3×10^{-7} cm²/s versus 3×10^{-3} cm²/s).

Die Zeit t, welche ein Aerosolpartikel mit der Geschwindigkeit v zum Durchschreiten eines Luftweges mit der Länge l benötigt, wird unter Zuhilfenahme des Zufallsprinzips aus der mathematischen Gleichung

$$t = l/v + (2D_{eff} \, l/v^3 \, RN)^{1/2} \qquad [\text{Glg. 14}]$$

bezogen. Der unter der Wurzel stehende Ausdruck repräsentiert die mittlere Teilchenverschiebung durch die Brown'sche Bewegung, während RN eine Zufallszahl darstellt, welche aus einer Gauß'schen Verteilung mit dem Mittelwert $\mu = 0$ und der Standardabweichung $\sigma = (D_{eff} \, l/v)^{1/2}$ gewonnen werden kann. In der azinären Lungenregion finden die Glg. 12 bis 14 lediglich für jene Aerosolpartikel Verwendung, welche die tubulären Strukturen passieren, wohingegen in die Alveolen einströmende Teilchen von spezifischen alveolären Mischungsprozessen erfasst werden [1-3, 7-9].

Unmittelbar nach ihrer Inhalation gelangen die Aerosolpartikel zu den bronchialen Verzweigungen, wo sie eine Beeinflussung ihrer Transportbahn infolge der Aufteilung der Luftströmung und der Entstehung von Sekundärströmungen erfahren. Die innerhalb einer laminaren Strömung auftretende Scherwirkung hat vor allem in den peripheren Luftwegen die Entwicklung parabolischer Strömungsprofile sowohl in den parentalen als auch in den filialen tubulären Elementen zur Folge (Abb. 17, oben). Zur theoretischen Simulation des Effektes von Sekundärströmungen auf den Mischungsprozess an Luftwegsverzweigungen erfolgt die zufällige Auswahl der Strömungsgeschwindigkeit v aus einem parabolischen Geschwindigkeitsprofil gemäß der Formel

$$v = v_0 \left[1 - (r/R)^2\right]. \qquad \text{[Glg. 15]}$$

Dabei repräsentiert v_0 die maximale innerhalb des tubulären Elementes auftretende Strömungsgeschwindigkeit, während R den Radius des Luftweges bezeichnet und r die radiale Distanz des Partikels von der Zentralachse der zylindrischen Struktur beschreibt. Der zuletzt genannte Parameter wird zufällig aus dem Intervall [0, R] herausselektiert. Die Berechnungen werden gleichermaßen auf luftleitende Strukturen und alveoläre Tuben angewendet.

43

Bronchiales Flussmodell

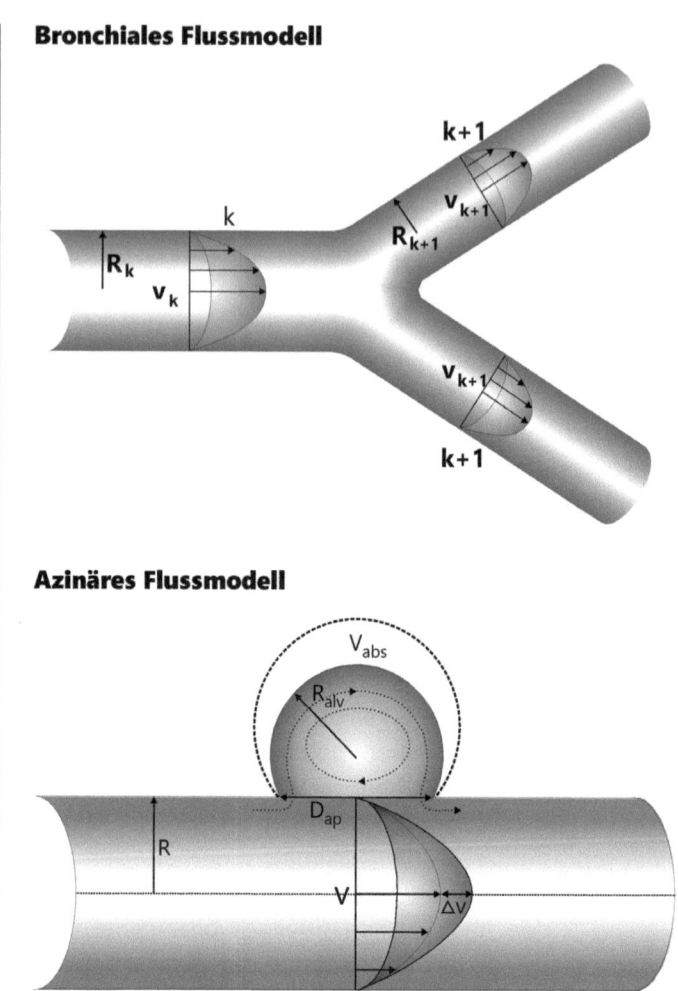

Azinäres Flussmodell

Abb. 17| Bronchiales und azinäres Flussmodell zur Simulation der Aerosolbolus-Dispersion in der stochastischen Lunge (V_{abs} = absorbiertes Luftvolumen, R_{alv} = Radius der Alveole, D_{ap} = Durchmesser der alveolären Öffnung [9].

In der Trachea hat der sogenannte laryngeale Jet seine Berücksichtigung zu finden. Diese durch erhöhte Strömungsgeschwindigkeiten gekennzeichnete Luftbewegung entsteht an der natürlichen Engstelle des Kehlkopfes und verursacht ein deutlich gesteigertes Maß an axialer Diffusion. Hier erfährt das parabolische Geschwindigkeitsprofil seinen Ersatz durch ein mehr strahlartiges Muster mit nahezu konstantem Geschwindigkeitsverlauf.

In den mit Alveolen besetzten Luftwegen wird die Strömungsgeschwindigkeit v noch zusätzlich dadurch reduziert, dass ein Teil der inhalierten Luft zum Zweck des Gasaustausches in die Lungenbläschen gezogen wird. Dies hat eine kontinuierliche Abnahme der Flussrate in den assoziierten luftleitenden Strukturen zur Folge (Abb. 17, unten). Der Betrag der Geschwindigkeitsabnahme (Δv) kann nach der Gleichung

$$\Delta v = nV_{abs}/(tR^2\pi) \qquad \text{[Glg. 16]}$$

ermittelt werden. Dabei bezeichnet n die Anzahl der Alveolen, welche in direkter Verbindung mit dem tubulären Element stehen, wohingegen V_{abs} die von einem einzelnen Lungenbläschen absorbierte Luft repräsentiert. Die Größe t verkörpert die mittlere Zeit eines Partikels für die Passage des Luftweges ohne Berücksichtigung des axialen Mischungsvorganges. Die auf dem Zufallsprinzip basierende Variation der azinären Strömungsgeschwindigkeit wird wiederum unter Zuhilfenahme von Glg. 15 durchgeführt [7-9].

Das parabolische Geschwindigkeitsprofil gelangte für alle bronchialen und respiratorischen Luftwege (ausgenommen Trachea) lediglich in der Inhalationsphase zur Anwendung. Während der Exhalation wurde eine einheitliche Geschwindigkeitsverteilung angenommen, welche insbesondere durch die Wirkung von Sekundärströmungen zustandekommt. Natürlich stellen sowohl der parabolische als auch der einheitliche Geschwindigkeitsverlauf lediglich Annäherungen an die realen dreidimensionalen Strömungsprofile dar, welche vor allem in den oberen Luftwegen ein hohes Maß an Komplexität erreichen.

In der jüngeren Vergangenheit durchgeführte CFD-Simulationen in einem azinären Luftwegsmodell sowie zugehörige Laborexperimente gelangten übereinstimmend zu dem Resultat, dass durch Strömung induzierte alveoläre Mischungsprozesse einen erheblichen Beitrag zur Dispersion eines inhalierten Aerosolbolus leisten können. Die Mischung wird in erster Linie durch eine Kombination aus irreversiblem alveolären Fluss und spezifischem Strömungsmuster mit gestreckten und gefalteten Strömungslinien verursacht. Die in gewisser Weise chaotisch ablaufende Vermengung zwischen Inhalations- und Residualluft hat eine signifikante Erhöhung der Deposition kleinster Aerosolpartikel in den azinären Strukturen zur Folge. Manche Wissenschaftler vertreten in Bezug auf diese Problematik die Auffassung, dass die alveoläre Dispersion und Deposition in der menschlichen Lunge trotz der genannten Effekte kaum eine Beeinträchtigung erfährt und die chaotischen Mischungsvorgänge demzufolge bei entsprechenden Inhalationsexperimenten auf die ersten Atemzüge beschränkt bleiben. Hier sollten zukünftige Forschungen noch bessere Klarheit verschaffen [9, 116].

Im stochastischen Lungenmodell (Kap. 2.1) findet das alveoläre Mischungsphänomen in Form eines empirischen Mischungsfaktors seine Berücksichtigung. Dieser legt die

Fraktionen jener Aerosolteilchen fest, welche mit der Residualluft in den Lungenbläschen zur Vermengung gelangen beziehungsweise keinerlei derartige Mischung eingehen. Auf Basis der umfangreichen Analyse von verschiedenen Depositionsdaten konnte ein Mischungsfaktor von 0,3 festgelegt werden, welcher als beste Annäherung für die Simulation von stabilen Atmungsbedingungen gelten kann. Ein solcher Faktor legt fest, dass 30 % aller eingeatmeten Teilchen sich vollständig mit der Residualluft in den Lungenbläschen vermischen und in dieser homogen verteilt sind. Wenn ein Partikel in eine gegebene Alveole einströmt, wird es einem auf dem Zufallsprinzip basierenden Auswahlprozess unterzogen, welcher über Mischbarkeit oder Nichtmischbarkeit entscheidet. Im Falle der idealen Mischung und damit assoziierten gleichmäßigen Partikelverteilung in der Alveole wird bei Einsetzen der Exspiration eine konstante Wahrscheinlichkeit für das Verlassen der Struktur durch die Objekte angenommen. Alle Teilchen, welche das Lungenbläschen nicht innerhalb einer definierten Periode zu verlassen vermögen, lagern sich laut Modelldefinition an den alveolären Wänden ab. Im Falle der Nichtmischbarkeit zwischen Teilchenfraktion und Residualluft findet die sogenannte first-in-last-out-Näherung ihre Anwendung. Jene Partikel, welche dabei in die Alveole zu Beginn der Inhalationsperiode einströmen, verlassen diese respiratorische Struktur wiederum am Ende der Exhalationsperiode [7, 9, 123, 124].

Im stochastischen Lungenmodell erfolgt die Aufteilung der Luftströmung an einer gegebenen Luftwegsgabelung unter Berücksichtigung jener Lungenvolumina, welche distal zu den beiden Tochterluftwegen entwickelt sind. Dieses an den jeweiligen Bifurkationen auftretende asymmetrische Strömungsmuster hat eine ungleichmäßige Lungenventilation zur Folge, die in einem deterministischen Modell des respiratorischen Traktes (Kap. 2.1) nicht zur Ausbildung gelangen würde. Diese Morphometrie-basierte Asymmetrie der Ventilation bezieht sich freilich zunächst nur auf die Strömungsverhältnisse in einem einzelnen Lungenlappen, kann aber durch zusätzliche Überlegungen auf alle fünf Lungenlappen ausgeweitet werden.

Die inhomogene Lungenventilation repräsentiert einen essenziellen Faktor bei der Simulation der Aerosolbolus-Dispersion. Bereits sehr frühe experimentelle Arbeiten erbrachten unter anderem den Beweis dafür, dass verschiedene topografische Regionen der Lunge ihre spezifischen Ventilationsmuster entwickeln (Asymmetrie) und zudem eine sequentielle Füllung der einzelnen Bereiche des respiratorischen Traktes erfolgt (Asynchronie). Im hier präsentierten Modell werden sowohl die Asymmetrie als auch die Asynchronie durch entsprechende Modifikationen der Luftströmungen in die Lungenlappen simuliert. Im Falle der Asymmetrie gelangt ein zeitabhängiger Ventilationskoeffizient zur Anwendung, wohingegen im Falle der Asynchronie eine zeitabhängige lineare Funktion ihre gezielte Berücksichtigung findet. Die asymmetrische und asynchrone Füllung der Lunge basiert im Allgemeinen auf einer Strömungsverteilung, wie sie zu Beginn der 1980er Jahre im sogenannten Fünflappenmodell von Yeh und Schum zur Definition gelangte. Zudem werden spezifische Eigenschaften hinsichtlich des Luftaustausches zwischen oberer und unterer Lungenregion angenommen, welche eine weitere Steigerung der Komplexität bewirken.

Wie bereits kurz angesprochen wurde, erfolgt die Simulation der asymmetrischen Lungenventilation mithilfe eines morphometriebasierten Koeffizienten, welcher für jeden Lungenlappen unterschiedliche Anteile der inhalierten Luft vorsieht. Diese Anteile sind proportional zu den Volumina der lobären Lungenregionen. Die spezifische Aufteilung des inhalierten Luftstromes gründet auf der Hypothese, wonach die Anzahl der Alveolen in einem gegebenen Lungenlappen proportional zum lobären Volumen ist und jedes Lungenbläschen mit der gleichen Menge an eingeatmeter Luft versorgt wird. Dies führt zu einem Volumenverhältnis zwischen oberer und unterer Lungenregion von 35 : 65 und zu einem Volumenverhältnis zwischen linker und rechter Lungenhälfte von 46 : 54 [9, 133]. Aufgrund der Tatsache, dass die untere Lungenregion mit höherer Effizienz durchlüftet wird als die obere, gelangt gemäß Modellannahme mehr Luft zu den unteren Lappen als zu den oberen. Die bevorzugte Füllung der unteren Lungenregion wird theoretisch dadurch erreicht, dass man den Lungenbläschen der oberen Region eine vergleichsweise geringere Ventilation zukommen lässt. Im Endeffekt beläuft sich das Verhältnis der alveolären Belüftung zwischen oberem und unterem Lungenabschnitt auf 40 : 60, wobei hier die Tatsache, dass proximal positionierte Alveolen stets einer teilweisen Expansion unterliegen, ihre Berücksichtigung findet. Dieses Phänomen ist vermutlich auf das Eigengewicht der Lunge und damit verbundene Zugkräfte zurückzuführen und bedingt eine erhöhte Gasaustauschkapazität der distalen Alveolen.

Die oben angesprochenen topografischen Regionen der Lunge spiegeln sich im Modell in den Positionen der einzelnen Lungenlappen wider. Dabei korrespondieren die oberen Lungenlappen mit der oberen Lungenregion, die unteren Lungenlappen hingegen mit der unteren Lungenregion. Der rechte mittlere Lungenlappen wird zu gleichen Teilen der oberen und unteren Region zugeordnet (Abb. 18). Die drei Lungenlappen der rechten Lungenhälfte werden in einem ersten Schritt zu einem gemeinsamen Kompartiment vereint. Die gleiche Prozedur wird auch für die linke Lungenhälfte vorgenommen. Der nachfolgende Modellschritt besteht im Wesentlichen darin, die folgenden Volumenverhältnisse zu berechnen: ROL/(RML+RUL), RML/RUL und LOL/LUL. Basierend auf diesen Überlegungen gestalten sich die Asymmetriekoeffizienten für die oberen ($s_o(i)$) und unteren Lungenlappen ($s_u(i)$) wie folgt:

$$s_o(i) = w_o V_o(i)/[w_o V_o(i) + w_u V_u(i)] \qquad \text{[Glg. 17]}$$

und

$$s_u(i) = w_u V_u(i)/[w_o V_o(i) + w_u V_u(i)]. \qquad \text{[Glg. 18]}$$

In den obigen Formeln bezeichnen w_o und w_u die durch den Nutzer des Modells zu spezifizierenden Asymmetriefaktoren ($w_o = 0,4$ und $w_u = 0,6$), wohingegen $V_o(i)$ und $V_u(i)$ die Volumina der oberen und unteren Lungenlappen repräsentieren [133-145].

Die Asynchronizität der Lungenventilation wird durch eine zeitabhängige lineare Funktion simuliert, welche temporale Veränderungen der Luftströmung in die oberen Lungenlappen während der Inhalationsphase beschreibt. Anhand experimenteller Studien konnte demonstriert werden, dass mit geringerer Effizienz belüftete Lungenregionen nach Einsetzen der Inhalationsphase wesentlich schneller mit Luft gefüllt werden als gut ventilierte Abschnitte des respiratorischen Traktes. Maximale Abwei-

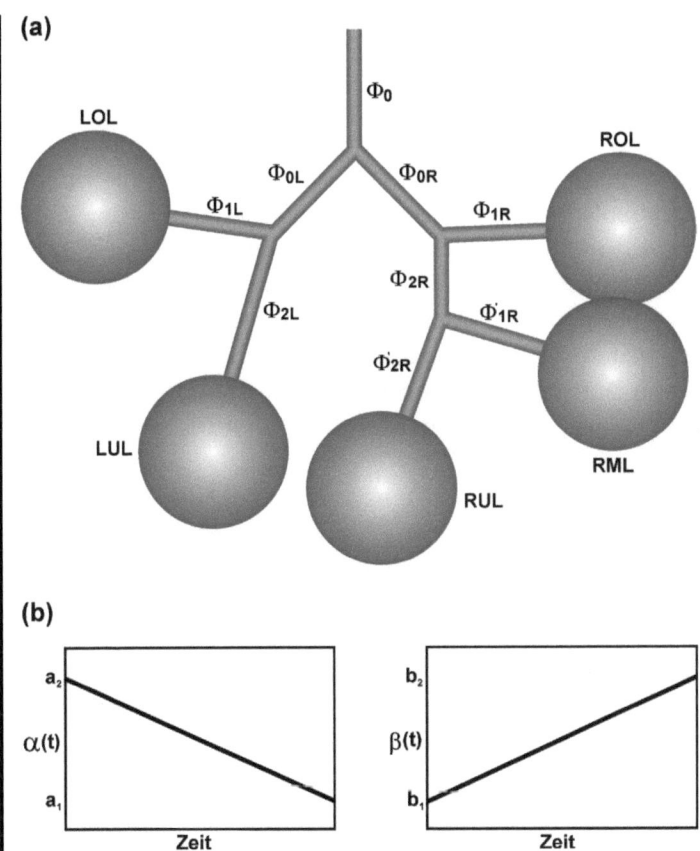

Abb. 18| Lungenlappenmodell und Definition der asynchronen Lungenventilation: (a) Fünflappenmodell zur Simulation von asymmetrischer und asynchroner Belüftung (LOL = linker oberer Lappen, LUL = linker unterer Lappen, ROL = rechter oberer Lappen, RML = rechter mittlerer Lappen, RUL = rechter unterer Lappen, Φ_{xy} = Strömung in Luftweg xy); (b) Zeitabhängige lineare Funktionen $\alpha_i(t)$ und $\beta_i(t)$ zur Simulation der asynchronen Ventilation in den oberen und unteren Lungenlappen.

51

chungen von der durchschnittlichen Strömungsgeschwindigkeit reichen hier von 20 bis 40 %. Zur Simulation der Strömungsasynchronizität in der gesunden Lunge und bei normalen Atmungsbedingungen wird im Allgemeinen angenommen, dass die Geschwindigkeit der in die oberen Lungenlappen einströmenden Luft bei 120 % des zugehörigen Mittelwertes startet, wohingegen die den unteren Lappen zuzuordnende Geschwindigkeit bei 80 % ansetzt. Die asynchrone Füllung der unteren Lungenlappen wird in weiterer Folge auf Basis einer Strömungskonservierung (kein Auftreten von Strömungsverlusten infolge von Gewebselastizitäten) im gesamten respiratorischen Trakt berechnet.

Die Koeffizienten für die asynchrone Füllung der unteren Lungenlappen ($b_1(i)$ und $b_2(i)$) werden nach den Formeln

$$b_1(i) = (1 - s_o(i)a_2)/s_u(i) \qquad \text{[Glg. 19]}$$

und

$$b_2(i) = s_o(i)/[s_u(i)(a_2 - a_1)] + b_1(i) \qquad \text{[Glg. 19]}$$

berechnet. Dabei repräsentieren a_1 und a_2 die Asynchronizitätsfaktoren für die obere Lungenregion, welche durch den Nutzer des Modells spezifiziert werden können (a_1 = 0,4 und a_2 = 0,6), während $s_o(i)$ und $s_u(i)$ die bereits oben angesprochenen Asymmetriekoeffizienten darstellen. Jene für die asynchrone Strömung in den oberen und unteren Lungenlappen genutzten zeitabhängigen Funktionen $\alpha_i(t)$ und $\beta_i(t)$ sind schematisch in Abb. 18 aufgezeichnet. Wie bei Betrachtung der Graphen erkannt werden kann, ist der Luftstrom in die oberen Lungenlappen zu Beginn der Inspiration am höchsten, während der Luftstrom in die unteren Lungenlappen erst am Ende der Inhalationsphase sein Maximum erreicht [9, 133-145].

Die unter Berücksichtigung des kombinierten Effektes von asymmetrischer und asynchroner Ventilation erfolgende Luftströmung kann im oben vorgestellten Fünfflappenmodell durch die Gleichungen

$$\Phi_{1L}(t) = \alpha_i(t)s_o(i)\phi_{1L,} \quad \text{[Glg. 20]}$$

$$\Phi_{2L}(t) = \beta_i(t)s_u(i)\phi_{2L,} \quad \text{[Glg. 21]}$$

$$\Phi_{1R}(t) = \alpha_i(t)s_o(i)\phi_{1R,} \quad \text{[Glg. 22]}$$

$$\Phi_{2R}(t) = \beta_i(t)s_u(i)\phi_{2R,} \quad \text{[Glg. 23]}$$

$$\Phi'_{1R}(t) = \alpha_i(t)s_o(i)[A_{1R}/(A_{1R} + A_{2R})]\phi_{1R,} \quad \text{[Glg. 24]}$$

und

$$\Phi'_{2R}(t) = \beta_i(t)s_u(i)[A_{2R}/(A_{1R} + A_{2R})]\phi_{2R} \quad \text{[Glg. 25]}$$

zum Ausdruck gebracht werden. In den oben angeführten Gleichungen bezeichnet Φ_{xy} die Luftströmung im entsprechenden Luftweg xy, während A_{xy} die Querschnittsfläche dieser tubulären Struktur repräsentiert. Der Parameter ϕ_{xy} beschreibt den Fluss im jeweiligen luftleitenden Element, welcher für ideale symmetrische und synchrone Ventilationsbedingungen kalkuliert wurde, jedoch nach wie vor die infolge der Lungenmorphometrie entstehende Strömungsasymmetrie widerspiegelt [9].

3 | AERSOLBOLUS-DIS-PERSION IN DER GESUN-DEN LUNGE

3.1 Rahmenbedingungen des Modells

Um die Vergleichbarkeit einzelner theoretischer Simulationen gewährleisten zu können, wurden einheitliche Rahmenbedingungen für die im Zuge dieser Monografie vorgestellten Modellvorhersagen definiert. Für alle Prädiktionen wurden sphärische Teilchen mit einem Durchmesser von 0,78 µm und einer Dichte von 1,0 g/cm^3 verwendet. Derartige Partikel zeichnen sich im Allgemeinen dadurch aus, dass geometrischer und aerodynamischer Durchmesser identische Werte annehmen. Gemäß den Ausführungen in Kap. 2.2 weisen diese Teilchen zudem eine niedrige Totaldeposition auf, weil sie für die Diffusion bereits zu groß und zu schwer, für die Mechanismen der Impaktion und Sedimentation hingegen noch zu klein und zu leicht sind. Dieses Phänomen bringt freilich den Vorteil mit sich, dass ein mit solchen Partikeln versehener Aerosolbolus nahezu ideale Ergebnisse in Hinblick auf die Dispersion, welche für vielerlei Fragen genutzt werden kann, liefert [3, 7, 9].

Zur theoretischen Untersuchung der Aerosolbolus-Dispersion in der gesunden Lunge wurde zunächst betrachtet, inwieweit sich der eingeatmete Teilchenimpuls bei seinem Transport durch die Adultlunge verändert. Hierfür wurde der respiratorische Trakt eines durchschnittlichen Mannes mit kaukasischer Ethnie herangezogen, welcher durch eine funktionelle Residualkapazität von 3,300 ml gekennzeichnet ist. Allen Simulationen lag darüber hinaus ein Tidalvolumen von 1000 ml und eine Dauer des Atmungszyklus von 8 s (4s Inhalation – 0 s Atempause – 4 s Exhalation) zugrunde. Die Halbwertsbreite des inhalierten Aerosolbolus wurde auf exakt 50 ml festgelegt, was unter Heranziehung der oben genannten Volumendaten einer Zeitspanne von 0,2 s entspricht. Die für die Modellvorhersagen verwendeten volumetrischen Lungentiefen reichten von 20 ml (0,08 s) bis 800 ml (3,2 s), wobei im ersten Fall ein extrem flacher, im zweiten Fall hingegen ein tiefer Aerosolbolus simuliert wurde.

Eine zweite Serie von Modellsimulationen setzte sich mit der Frage auseinander, inwieweit sich alters- beziehungsweise geschlechtsspezifische Unterschiede in Bezug auf die Dispersion des inhalierten Aerosolbolus ergeben. Zu diesem Zweck war es zunächst notwendig, die Altersabhängigkeit wichtiger Volumen- und Inhalationsparameter zur Darstellung zu bringen (Abb. 19, 20). Dabei konnte ganz allgemein festgestellt werden, dass alle untersuchten Größen hinsichtlich ihrer Altersabhängigkeit einer Polynomfunktion zweiten Grades folgen. Die funktionelle Residualkapazität verzeichnet den mathematischen Näherungsverfahren zufolge einen relativ steilen Anstieg und nimmt bei Kindern bis fünf Jahre Werte unter 1000 ml an, während sie bei 15-jährigen Jugendlichen bei ungefähr 2,600 ml liegt. Eine ähnliche Entwicklung lässt sich auch für das Tidalvolumen (sitzende Tätigkeit) konstatieren, das sich bei Kindern bei Werten unter 300 ml ein-

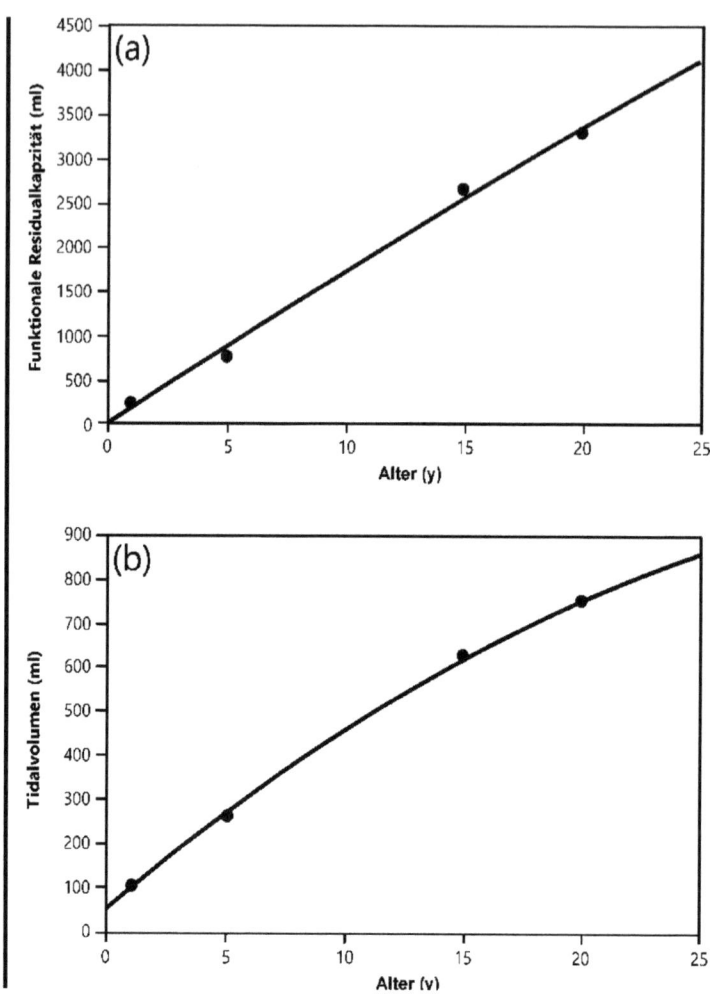

Abb. 19| Polynomfunktionen zweiten Grades zur Beschreibung der Altersabhängigkeit der funktionalen Residualkapazität (a) und des Tidalvolumens (b).

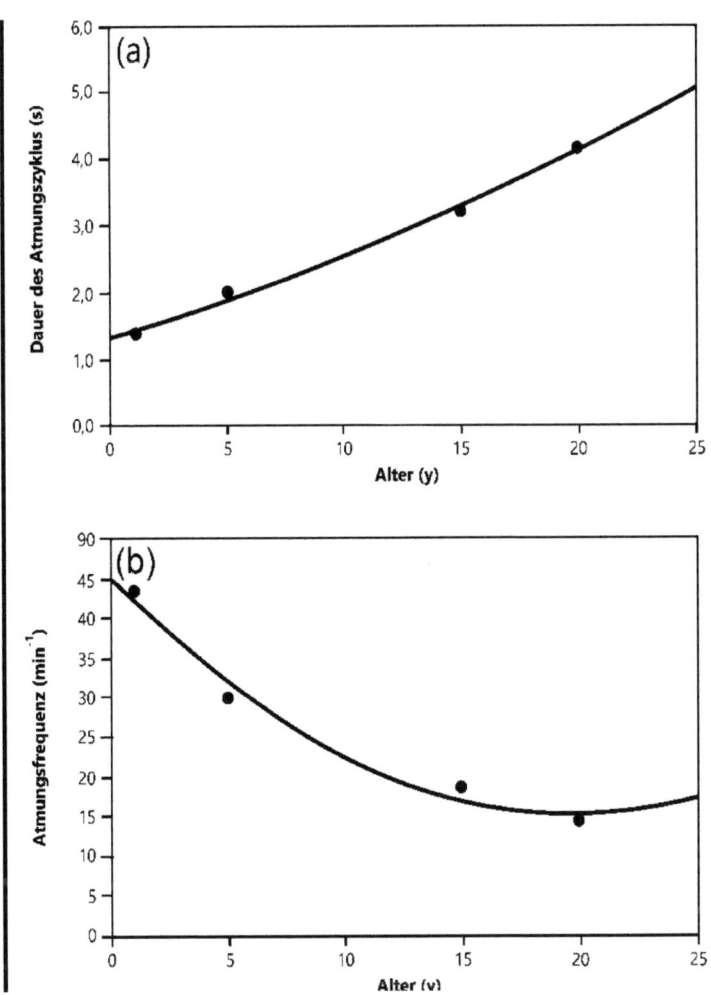

Abb. 20| Polynomfunktionen zweiten Grades zur Darstellung der Altersabhängigkeit der Dauer des Atmungszyklus (a) und der Atmungsfrequenz (b).

pendelt, bei Jugendlichen hingegen die 600-ml-Marke zu übersteigen vermag. Die Dauer des Atmungszyklus erfährt mit zunehmendem Alter ebenfalls einen deutlichen Anstieg. Während sie sich bei Kleinkindern in der Regel auf weniger als 2 s beläuft, beträgt sie bei Jugendlichen ungefähr 3 s, um schließlich mit fortschreitendem Alter nochmals signifikant anzusteigen. Die Atmungsfrequenz bezeichnet im Allgemeinen die Anzahl der Atmungszyklen pro Minute und ist bei Kleinkindern naturgemäß sehr hoch (über 30 Zyklen pro Minute), bei Jugendlichen und Erwachsenen dagegen wesentlich niedriger [10, 146].

Anhand umfangreicher morphometrischer Untersuchungen konnte nachgewiesen werden, dass die durchschnittliche weibliche Adultlunge in all ihren Daten mit dem respiratorischen Trakt eines 15-jährigen Jugendlichen korrespondiert. Demzufolge entsprechen die in Hinblick auf die Aerosolbolus-Dispersion auftretenden Unterschiede zwischen Mann und Frau relativ exakt den Differenzen zwischen männlichem Erwachsenen und männlichem Jugendlichen [10, 146].

Zur genaueren Erkundung der Altersabhängigkeit der Aerosolbolus-Dispersion wurde diesmal eine Halbwertsbreite des inhalierten Partikelimpulses von 20 ml angenommen. Tidalvolumen und Dauer des Atmungszyklus wurden ausgehend von den bereits vorgestellten Adultwerten (1000 ml, 8 s) auf die jeweiligen Altersgruppen unter Zuhilfenahme entsprechender Polynomfunktionen herabskaliert. Die volumetrischen Lungentiefen der eingeatmeten Teilchenimpulse wurden in diesem Fall auf das Tidalvolumen bezogen. Konkret wurden für diesen Parameter 20, 40, 60 und 80 % des Volumens angenommen.

3.2 Aerosolbolus-Dispersion in der adulten Lunge

Wie bereits in Kap. 1.2 ausführlich dargelegt wurde, gilt die Halbwertsbreite des exhalierten Aerosolbolus als Grundparameter für die Beschreibung der kontinuierlichen Verbreiterung des Partikelimpulses während seines Transportes durch die unterschiedlichen Strukturen des respiratorischen Traktes. Trägt man diese Größe gegen die volumetrische Lungentiefe auf, ergeben sich einige interessante Erkenntnisse (Abb. 21a). Sowohl die experimentellen Daten als auch die Ergebnisse der Modellsimulationen zeigen einen deutlichen Anstieg der Halbwertsbreite des exhalierten Aerosolbolus mit wachsender volumentrischer Lungentiefe. Dies bedeutet, dass ein spät in die Inhalationsphase injizierter Teilchenimpuls eine wesentlich geringere Dispersion als ein früh in den Inhalationsstrom eingefügter Impuls besitzt.

Das Modell prädiziert einen Anstieg der Halbwertsbreite von etwa 50 cm³ (VLT = 20 cm³) auf 500 cm³ (VLT = 800 cm³), wobei sich die mit den Vorhersagen assoziierte Unschärfe (Standardfehler) auf 10 bis 15 % beläuft. Mittelwertsfunktion und Unschärfeintervall decken sich größtenteils sehr gut mit den experimentellen Werten. Etwaige Abweichungen zwischen Experiment und Theorie liegen in der Größenordnung von 2 bis maximal 10 %. Dieser Umstand führt zu dem Schluss, dass die in Kap. 2 im Detail vorgestellte mathematische Näherung über eine hinreichend große Akkuratesse und Vorhersagegenauigkeit verfügt. Nimmt man zuletzt für den inhalierten Aerosolbolus keine axialer Diffusion an, gestaltet sich die Dispersion unabhängig von der volumetrischen Lungentiefe als eine vernachlässigbare Größe [7, 10].

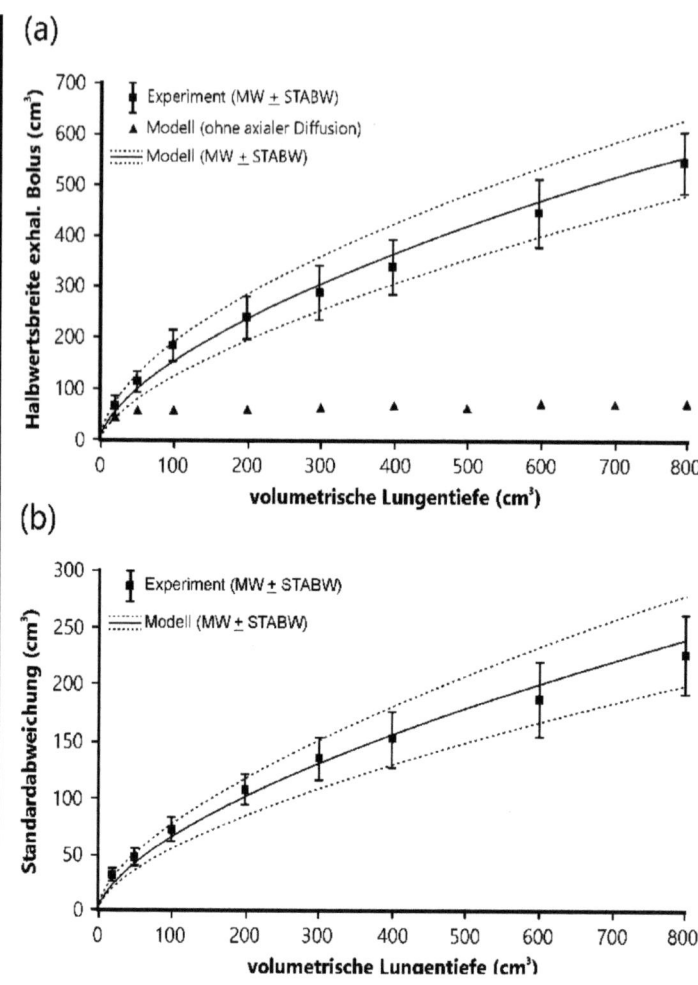

Abb. 21| Experimentelle und theoretische Beschreibung der Aerosolbolusdispersion und ihrer Abhängigkeit von der volumetrischen Lungentiefe: (a) Halbwertsbreite des exhalierten Bolus, (b) Standardabweichung des exhalierten Bolus.

Die Berechnung der Standardabweichung des exhalierten Bolus beruht auf der Annahme, dass es sich bei entsprechendem Partikelimpuls um ein Gebilde mit der exakten Form einer Gauß'schen Normalverteilung handelt. Eine derartige Idealgeometrie lässt sich freilich nur im theoretischen Modell erzeugen, nicht jedoch im Experiment. Der im Laborversuch produzierte Aerosolbolus gleicht in der Regel eher einem Rechteckimpuls mit maximaler Teilchenkonzentration zu Beginn der Bolusinjektion in den Luftstrom und konstantem Konzentrationsverlauf über die gesamte Bolusbreite. Für statistische Zwecke wird ein solcher Impuls zumeist durch eine Normalverteilung approximiert [7, 10, 146].

Erwartungsgemäß steigt auch die Standardabweichung mit zunehmender volumetrischer Lungentiefe kontinuierlich an. Laut Modellvorhersagen beläuft sich dieser Parameter im Falle der Inhalation eines extrem flachen Aerosolbolus (VLT = 20 cm³) auf etwa 30 cm³ und erhöht sich im Falle der Einatmung eines extrem tiefen Bolus (VLT = 800 cm³) auf ungefähr 200 cm³ (Abb. 21b). Die Unsicherheit des Mittelwertes ist mit $\pm$10 bis $\pm$15 % zu bewerten, was letztlich zur Folge hat, dass die experimentellen Resultate wiederum sehr gut mit der theoretischen Näherung korrespondieren. Maximale Differenzen zwischen experimentellem und theoretischem Zugang lassen sich dem obigen Diagramm zufolge auf 10 % beziffern, wobei diese Unterschiede gerade bei niedrigen volumetrischen Lungentiefen etwas stärker zutagetreten. Hier ist anzunehmen, dass das Modell die in den extrathorakalen Luftwegen stattfindende Aerosolbolus-Dispersion ein wenig unterschätzt.

Die Schiefe des exhalierten Aerosolbolus kann als ein Maß für die Formänderung des Teilchenimpulses während seines Transportes durch den respiratorischen Trakt bewertet werden. Grundsätzlich lässt sich festhalten, dass dieser Parameter mit steigender volumetrischer Lungentiefe langsam entlang einer Exponentialfunktion abnimmt. Beläuft sich der Schiefewert im Falle eines sehr flachen Aerosolbolus (VLT = 20 cm³) noch auf etwa +0.4 (deutliche Linksschiefe, vgl. Abb. 5), so pendelt er sich bei einem tiefen Bolus (VLT = 800 cm³) bei ungefähr +0,25 ein. Dies bedeutet, dass der exhalierte Teilchenimpuls mit zunehmender Dispersion auch eine Wiedererlangung seiner Symmetrie erfährt [7, 9, 10].

Die vom Modell prädizierten Schiefewerte für den ausgeatmeten Aerosolbolus zeichnen sich in der Regel durch Unsicherheiten von ±10 bis ±20 % aus, korrespondieren aber dennoch größtenteils sehr gut mit den experimentellen Resultaten. Letztere sind zum Teil durch sehr hohe Streuungen (Standardabweichungen) charakterisiert, was darauf hinweist, dass sich die apparative Messung oder auf Basis der Konzentrationsverteilung durchgeführte Berechnung der Schiefe recht schwierig gestaltet. Maximale Abweichungen zwischen theoretischen und experimentellen Werten bemessen sich auf 20 bis 25 % (Abb. 22a).

Die hohen Schiefewerte bei flacher Bolusatmung lassen sich in erster Linie damit erklären, dass die Teilchenimpulse auf Lungenregionen mit turbulenten Strömungen und signifikanten Sekundärströmungen an den Luftwegsgabelungen beschränkt bleiben. All diese aerodynamischen Phänomene üben einen unterschiedlich starken Einfluss auf die Ordnung der im Bolus transportierten

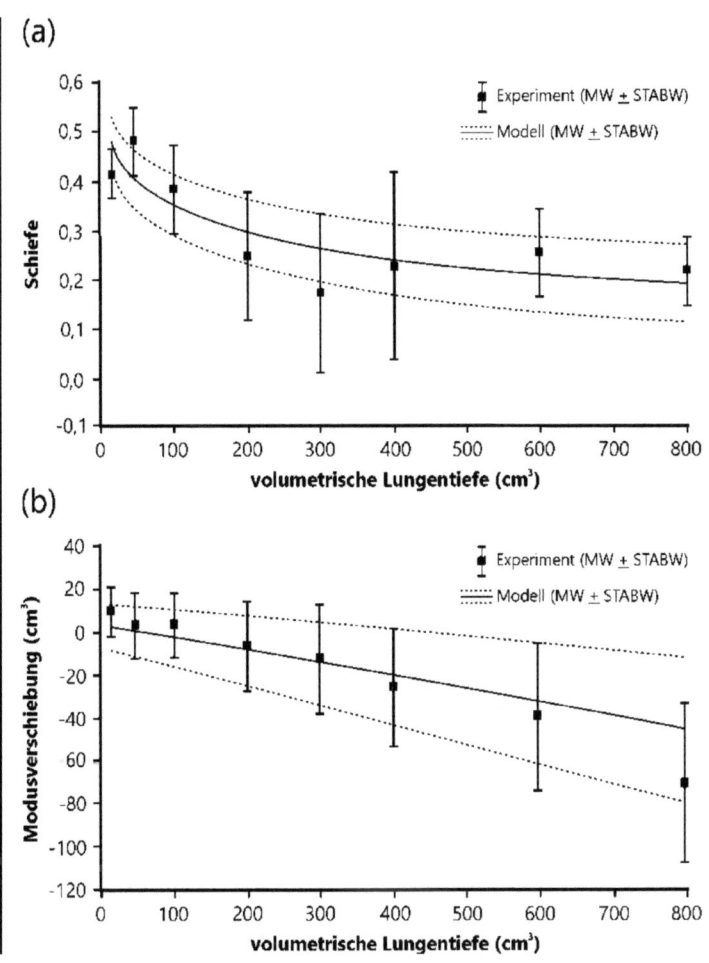

Abb. 22| Experimentelle und theoretische Beschreibung der Geometrie des exhalierten Aerosolbolus und ihrer Abhängigkeit von der volumetrischen Lungentiefe: (a) Schiefe des exhalierten Bolus, (b) Modusverschiebung.

Partikel aus und bewirken, dass diese zunehmend in tracheale Richtung verschoben werden. Bei tief in die Lunge eindringenden Teilchenimpulsen sorgt die stetig wirkende axiale Diffusion dafür, dass durch Turbulenzen in den proximalen Luftwegen entstandene Konzentrationsverschiebungen der Partikel wieder bis zu einem gewissen Grad ausgeglichen werden [7, 9].

Die zwischen in- und exhaliertem Aerosolbolus gemessene Verschiebung des maximalen Konzentrationswertes oder Modus zeigt ebenfalls eine signifikante Abhängigkeit von der volumetrischen Lungentiefe des in den Inhalationsstrom injizierten Teilchenimpulses. Während bei flachem Aerosolbolus Verschiebungswerte des Modus zwischen 0 und +20 cm^3 analysiert beziehungsweise simuliert werden können, belaufen sich die Verschiebungsbeträge bei tiefem Aerosolbolus auf -30 bis -60 cm^3. Im ersten Fall hinkt der Maximalwert des exhalierten Teilchenimpulses dem Modus des eingeatmeten Bolus um 0 bis 0,04 s hinterher. Im zweiten Fall hingegen eilt der Modus des ausgeatmeten Teilchenimpulses dem höchsten Konzentrationswert des inspirierten Bolus um 0,06 bis 0,12 s voraus (Abb. 22b).

Sowohl die theoretisch ermittelten als auch die in den Experimenten gemessenen Unsicherheiten sind größtenteils sehr hoch, was jedoch im Endeffekt dazu führt, dass Simulationsdaten und im Labor produzierte Versuchsergebnisse wiederum durch recht gute Übereinstimmungen gekennzeichnet sind. Die mit der volumetrischen Lungentiefe des inhalierten Aerosolbolus stetig zunehmende Modusverschiebung des exhalierten Teilchenimpulses kann in erster Linie damit begründet werden, dass die

axiale Diffusion der Partikel insbesondere in Strömungsrichtung der inhalierten Luft wirkt, jedoch nur in geringerem Maße gegen den Luftstrom zu arbeiten vermag. Dies
hat auch einen kontinuierlichen Versatz den Konzentra-
tionsmaximums der im Bolus mitgeführten Partikel zur
Folge.
Wirft man zuletzt einen genaueren Blick auf die Menge
jener Teilchen, welche im Zuge des Aerosolbolus-Trans-
portes an bronchialen und alveolären Wänden abgelagert
werden, kann man eine deutliche Steigerung der Deposition mit der volumetrischen Lungentiefe feststellen
(Abb. 23). Laut theoretischem Modell verursacht ein extrem flacher Aerosolbolus (VLT = 20 cm^2) eine Totaldeposition von rund 2 %, wohingegen ein sehr tiefer Bolus
(VLT = 800 cm^3) für einen durchschnittlichen Depositions-
wert von 40 % sorgt, also im Vergleich zum flachen Bolus

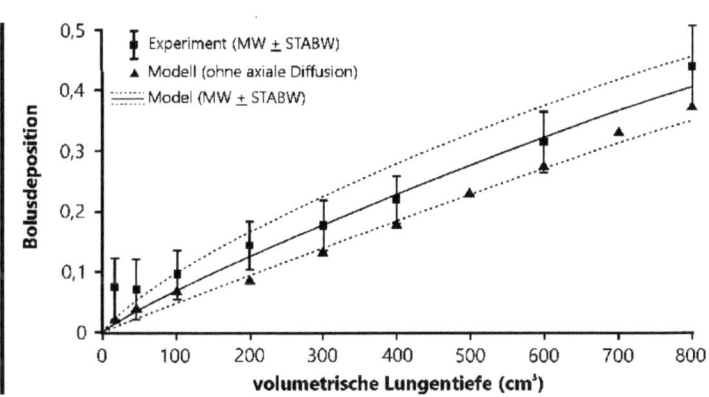

Abb. 23| Experimentelle und theoretische Darstellung der Bo-
lusdeposition und ihrer Abhängigkeit von der volumetrischen
Lungentiefe.

eine Verzwanzigfachung der Ablagerung bewirkt. Die in Verbindung mit den vorhergesagten Werten stehende Unsicherheit beläuft sich in der Regel auf $\pm 10\,\%$, wodurch letztendlich ein sehr breiter Aussagebereich abgedeckt wird. Die Breite des Intervalls ist in erster Linie der hohen intersubjektiven Variabilität in Hinblick auf Lungenmorphometrie und Atmungsphysiologie geschuldet [7, 9].

Das Modell korrespondiert über weite Bereiche sehr gut mit den unter identischen Rahmenbedingungen erzeugten experimentellen Daten. Lediglich bei sehr niedrigen volumentrischen Lungentiefen sind signifikante Abweichungen zwischen Theorie und Praxis zu beobachten, wobei im Experiment wesentliche höhere Depositionsdaten als im Modell erhalten werden. Die Unterschiede bei den Ablagerungswerten können vermutlich darauf zurückgeführt werden, dass bei den Inhalationsversuchen mit einem speziellen Mundstück zur gezielten Aufnahme des Aerosols operiert wird. Dieses Objekt sorgt für ein definiertes Luftvolumen und geregelte Strömungsverhältnisse in der Mundhöhle, hat jedoch auch eine Steigerung der Deposition zur Folge. Das Ansaugen der Inhalationsluft über ein zylindrisches Rohr bewirkt zudem eine erhöhte Strömungsgeschwindigkeit am Eingang des respiratorischen Traktes mit allen damit verbundenen Folgen für die großen proximalen Luftwege.

Die Steigerung der Teilchenablagerung mit zunehmender volumetrischer Lungentiefe kann ganz allgemein damit erklärt werden, dass jene Partikel, welche in einem tiefen Aerosolbolus transportiert werden, in wesentlich größerer Anzahl die kleinen peripheren Luftwege und Lungenbläschen erreichen. Dort sind deutlich kürzere Diffusions-

beziehungsweise Sedimentationsstrecken bis zur Kollision mit der epithelialen Wand zu überwinden als in den großen Luftwegen der proximalen Lungenregionen. Die gesteigerte Effizienz der Depositionsmechanismen hat letztendlich auch die beobachtete Erhöhung der Ablagerung zur Folge.

Wie die obige Abbildung sehr klar zu erkennen gibt, tritt auch bei Nichtberücksichtigung der axialen Diffusion eine kontinuierliche Steigerung der Teilchendeposition mit wachsender volumetrischer Lungentiefe auf, welche sich jedoch im Vergleich zum Normalmodell (mit axialer Diffusion) etwas bescheidener ausnimmt. Die fehlende Dispersion des Aerosolbolus als Konsequenz der Abschaltung der axialen Diffusion bedingt, dass die mitgeführten Partikel insgesamt über eine geringere intrapulmonale Penetrationstiefe verfügen und dadurch in geringfügigerem Maße die äußersten Lungenstrukturen als bevorzugte Orte für Diffusion und Sedimentation zu erreichen vermögen (Abb. 23).

Eine weitere mit Modellsimulationen und Experimenten zu klärende Frage beschäftigt sich mit dem Einfluss der inhalativen Flussrate (Inhalationsvolumen pro Zeiteinheit) auf die Aerosolbolus-Dispersion und Teilchendeposition (Abb. 24a, b). Wird für einem Teilchenimpuls mit einer volumetrischen Lungentiefe von 600 cm^3 die Flussrate bei konstantem Inhalationsvolumen von 1000 cm^3 von 100 cm^3/s (Inhalationszeit: 10 s) schrittweise auf 700 cm^3/s (Inhalationszeit: 1,4 s) gesteigert, kann praktisch keine Veränderung der Halbwertsbreite des exhalierten Aerosolbolus festgestellt werden. Die in den Glg. 12 und 13 beschriebene Diffusivität, welche das Ausmaß der Bolus-

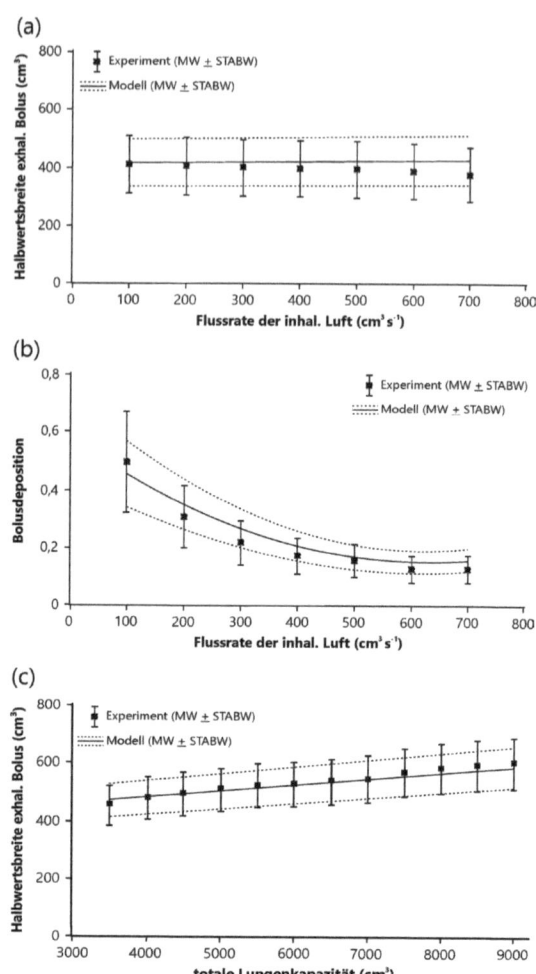

Abb. 24| (a) Abhängigkeit der Aerosolbolus-Dispersion von der Flussrate des inhalierten Luftstromes; (b) Abhängigkeit der Deposition von der Flussrate; (c) Abhängigkeit der Halbwertsbreite des exhalierten Bolus von der totalen Lungenkapazität.

dispersion widerspiegelt, hängt zwar von der Strömungsgeschwindigkeit ab, entfaltet aber bei früh in den Inhalationsstrom injizierten Teilchenimpulsen erst in den kleinen Luftwegen ihre volle Wirkung. Diese Strukturen wiederum sind in ihrer Gesamtheit durch ideale (laminare)
Strömungsverhältnisse gekennzeichnet, da sich die Strömungsgeschwindigkeit durch die ständige Aufteilung des
Luftvolumens an den bronchialen Verzweigungen sehr
rasch reduziert [7, 9].

Die Partikeldeposition erfährt mit zunehmender inhalativer Flussrate eine sukzessive Verminderung. Nimmt sie
bei einer Flussrate von 100 cm^3/s noch einen Wert von
knapp 50 % an, so beträgt sie bei einer Flussrate von 700
cm^3/s nur noch etwa 20 %. Ein durch eine niedrige Flussrate ausgedrückter langsamer Inhalationsstrom bewirkt
eine längere Verweildauer der über den Aerosolbolus
aufgenommenen Teilchen in den einzelnen Lungenstrukturen. Dadurch werden die Depositionsmechanismen der
Diffusion und Sedimentation erheblich in ihrer Effizienz
gesteigert. Eine höhere Flussrate ist mit einem schnelle-
ren Inhalationsstrom und demzufolge mit einer kürzeren
Verweildauer der Partikel in den Luftwegen und Lungenbläschen assoziiert. Dies führt zu einer Verringerung der
Effizienz von Diffusion und Sedimentation [7, 9].

Eine letzte Frage widmet sich dem Einfluss der totalen
Lungenkapazität (TLC) auf die Aerosolbolus-Dispersion,
wobei im konkreten Fall die normalen Atmungsbedingungen (Tidalvolumen: 1000 cm^3, Dauer des Atmungszyklus: 8 s) zur Anwendung gelangten. Die Lungenkapazität
erfuhr eine schrittweise Steigerung von 3,500 cm^3 auf
9000 cm^3. Für alle Simulationen beziehungsweise Experi-

mente wurde ein Aerosolbolus mit einer Halbwertsbreite von 50 cm^3 und einer volumetrischen Lungentiefe von 800 cm^3 in den inhalativen Luftstrom injiziert. Grundsätzlich erfährt die Dispersion des Teilchenimpulses sowohl im Modell als auch im Experiment eine Steigerung mit zunehmender Lungenkapazität, welche jedoch insgesamt als nicht signifikant zu bewerten ist. Bei einer Lungenkapazität von 3,500 cm^3 verfügt der exhalierte Aerosolbolus über eine mittlere Halbwertsbreite von etwa 450 cm^3, diese steigt bei einer Lungenkapazität von 9,000 cm^3 auf ungefähr 550 cm^3 an. Die totale Lungenkapazität gilt im Allgemeinen als ein Maß für die Größe des respiratorischen Traktes und der darin befindlichen Strukturen zur Luftleitung und zum Gasaustausch. Die im Zusammenhang mit der Dispersion des Aerosolbolus stehende Diffusivität hängt gemäß den Glg. 12 und 13 auch vom Durchmesser der durchströmten tubulären Strukturen ab, was letztendlich den leichten Anstieg der Impulsverbreiterung erklärt [7, 9].

3.3 Abhängigkeit der Aerosolbolus-Dispersion von Alter und Geschlecht der Probanden

Wie bereits in Kap. 3.1 dargelegt wurde, gelangten für diese Studien Partikelimpulse mit einer Halbwertsbreite von lediglich 20 cm^3 zur Anwendung, da derartige Aerosoldosen gerade bei kleinen Kinderlungen besser applizierbar sind. Die Werte für Tidalvolumen und Dauer des Atmungszyklus wurden unter Zuhilfenahme der in den Abb. 19 und 20 vorgestellten Polynomfunktionen auf die jeweilige Altersgruppe herabskaliert. Dies hatte beispielsweise zur Folge, dass für ein fünfjähriges Kind ein Tidalvolumen von 500 cm³ und eine Dauer des Atmungszyklus von exakt 4 s festgelegt wurde (50 % der Erwachsenenwerte). Die volumetrische Lungentiefe wurde unabhängig vom Alter der Probanden in Beziehung zum Tidalvolumen gesetzt. Für ein fünfjähriges Kind wurden demzufolge Werte für diesen essenziellen Parameter von 100, 200, 300 und 400 ml (20, 40, 60 und 80 % des Tidalvolumens) ausgewählt [10, 146].

Wenn man zunächst die Entwicklung der Halbwertsbreite des Aerosolbolus einer etwas genaueren Betrachtung unterzieht, kann man ganz allgemein eine kontinuierliche Steigerung der Dispersion mit zunehmendem Alter der Probanden feststellen (Abb. 25a). Während bei jenen Partikelimpulsen, welche relativ spät in den Inhalationsstrom injiziert werden (flacher Bolus), Zunahmen der Halbwertsbreiten des exhalierten Aerosolbolus von bis zu 250 % simuliert werden konnten, belief sich die Erhöhung bei früh in den Inhalationsstrom applizierten Partikelimpulsen (tiefer Bolus) auf knapp 900 %. Dies bedeutet freilich, dass durch Verwendung von tiefer Aerosolbolus-Inhalation hochsignifikante Aussagen in Bezug auf die eingangs gestellte Frage getätigt werden können [10, 146].

Setzt man die Lunge von adulten Frauen mit derjenigen von 15-jährigen männlichen Probanden gleich, so kann man durchaus auch geschlechtsspezifische Differenzen ausmachen, welche wiederum umso größer ausfallen, je höher die volumetrische Lungentiefe gewählt wurde. Grundsätzlich verfügen Männer über eine 10 bis 15 % höhere Halbwertsbreite des exhalierten Aerosolbolus als Frauen, wodurch sich letztendlich das Dispersionsphänomen bei männlichen Probanden merklich stärker niederschlägt als bei weiblichen. Natürlich muss bei derartigen Vergleichen immer bedacht werden, dass die Unterschiede bei Berücksichtigung einer intersubjektiven Variabilität der Lungenmorphometrie deutlich an Aussagekraft verlieren können.

Auch die Standardabweichung des ausgeatmeten Aerosolbolus erfährt mit zunehmendem Alter der Probanden eine sukzessive Steigerung, wobei die Funktionen zur Darstellung des altersabhängigen Verlaufs ähnlich wie bei der zuvor diskutierten Halbwertsbreite aussehen (Abb. 25b). Ein Aerosolbolus mit einer volumetrischen Lungentiefe von 20 % des Tidalvolumens zeichnet sich durch einen Anstieg des Parameters von bis zu 250 % aus, wohingegen ein Aerosolbolus mit einer volumetrischen Lungentiefe von 80 % des Tidalvolumens wiederum eine Anhebung der Standardabweichung von bis zu 900 % erkennen lässt. Die geschlechtsspezifischen Unterschiede bemessen sich neuerlich auf 10 bis 15 % [10, 146].

Das Anwachsen von Halbwertsbreite und Standardabweichung des ausgeatmeten Aerosolbolus mit dem Alter der Probanden ist zum größten Teil mit der Lungengröße assoziiert, welche bei Säuglingen etwa ein Drittel, bei Kleinkindern mit fünf Jahren hingegen ungefähr die Hälfte der adulten Dimension annimmt. Anhand der Glg. 12 und 13 konnte in Erfahrung gebracht werden, dass die Dispersivität eine vom Durchmesser des durchströmten Luftweges abhängige Größe repräsentiert und demzufolge proportional mit der Lungengröße ansteigt. Aus medizinischer Sicht lässt sich aus den gewonnenen Modellergebnissen schlussfolgern, dass krankheitsbedingte Veränderungen der Aerosolbolus-Dispersion für gewöhn-

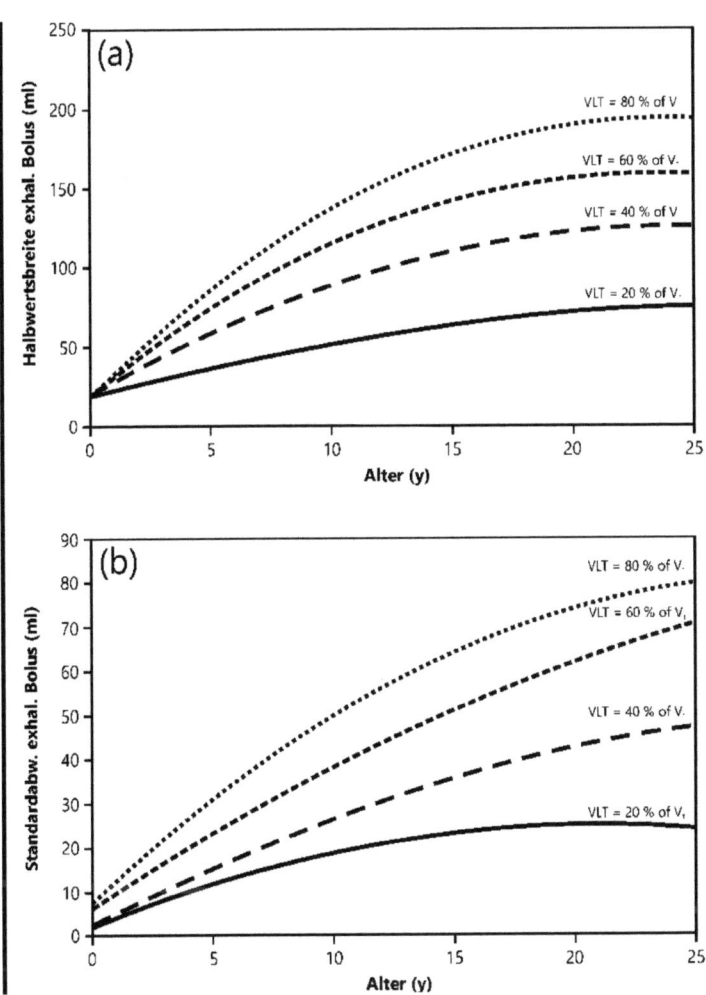

Abb. 25| Modellergebnisse zur Beschreibung der Abhängigkeit der Aerosolbolus-Dispersion vom Alter der Probanden: (a) Halbwertsbreite des exhalierten Bolus, (b) Standardabweichung.

73

lich in der Adultlunge wesentlich besser als in der Kinderlunge darstellbar sind.

Wenn man die Schiefe als weiteren wichtigen Bolusparameter betrachtet, kann man auch hier eine kontinuierliche Zunahme der Werte mit fortschreitendem Alter der Probanden feststellen. Während der Parameter bei Kindern unter 10 Jahre negative Werte (Rechtsschiefe) annimmt, zeichnet er sich bei Testpersonen über 10 Jahre durch positive Werte (Linksschiefe) aus. Die Steigerung der Schiefe ist generell umso markanter, je höher die volumetrische Lungentiefe des applizierten Aerosolbolus gewählt wurde (Abb. 26b). Die bei Kindern zu beobachtende Rechtsschiefe ist möglicherweise auf die in dieser Altersgruppe vorherrschende flachere Atmung und auf eine geringfügige Asymmetrie des Atmungszyklus (Inhalationszeit ≠ Exhalationszeit) zurückzuführen, sollte jedoch durch experimentelle Forschungen noch näher beleuchtet werden [10, 146].

Eine interessante Entwicklung lässt sich in Bezug auf die Modusverschiebung zwischen in- und exhaliertem Aerosolbolus konstatieren. Generell ist hier eine Zunahme des Verschiebungsbetrages von jungen zu älteren Probanden feststellbar (Abb. 26a). Die Unterschiede zwischen Kindern und Erwachsenen nehmen dabei mit der Höhe der volumetrischen Lungentiefe des applizierten Aerosolbolus recht deutlich zu. Die Modusverschiebung zeichnet sich in der Regel durch negative Werte aus, was bedeutet, dass der volumetrische Abstand zwischen Atempause und Modus des exhalierten Bolus bedeutend größer als die volumetrische Lungentiefe ist (vgl. Glg. 6). Bei erwachsenen Probanden erreicht der volumetrische beziehungs-

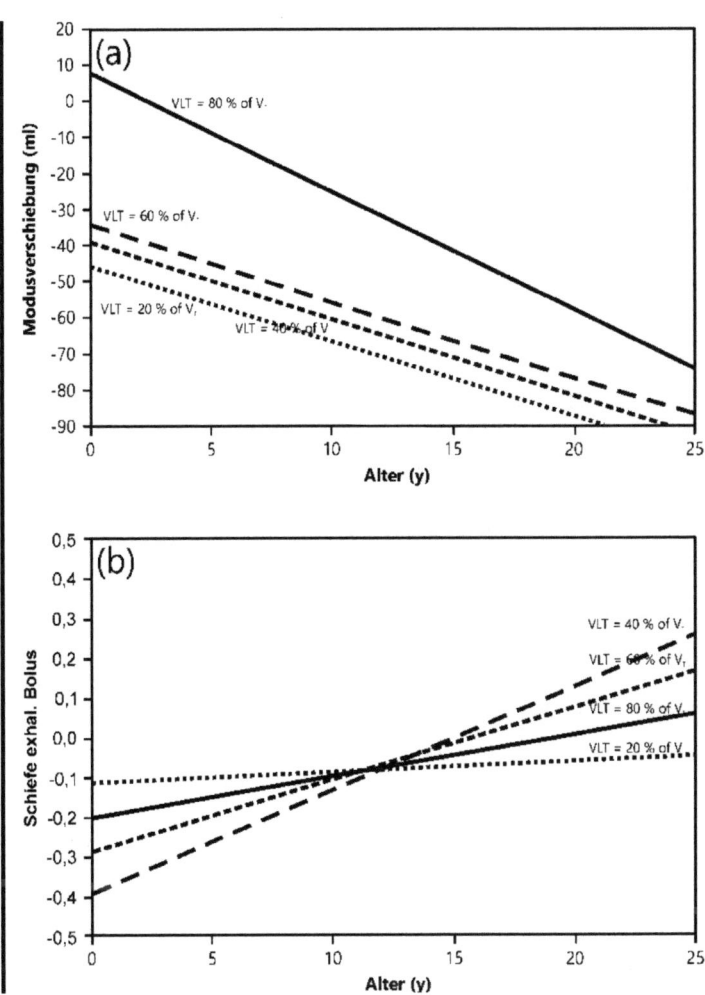

Abb. 26| Modellergebnisse zur Darstellung der Abhängigkeit der Aerosolbolus-Geometrie vom Alter der Probanden: (a) Modusverschiebung, (b) Schiefe des exhalierten Aerosolbolus.

75

weise zeitliche Versatz zwischen ein- und ausgeatmetem Aerosolbolus eine wesentlich höhere Signifikanz als bei Testpersonen im Kindesalter. Dies hängt wiederum mit den unterschiedlichen Lungengrößen zusammen. In der Kinderlunge legt der in den Inhalationsstrom applizierte Aerosolbolus eine ungleich kürzere Distanz als in der Adultlunge zurück, wodurch einer räumlichen Verschiebung der Teilchenkonzentration, welche einen entsprechenden Versatz des Modus zur Folge hat, weniger Zeit geboten wird [7-9].

Zuletzt soll noch die Totaldeposition jener im Aerosolbolus transportierten Teilchen etwas näher betrachtet werden. Hier lässt sich generell ein Anstieg mit zunehmendem Alter der Probanden festhalten. Je nach verwendeter volumetrischer Lungentiefe bemisst sich die Erhöhung der Partikelablagerung auf 300 bis 500 % und kann demzufolge beim direkten Vergleich von Kindern und Erwachsenen als hochsignifikant bewertet werden. Zwischen Männer und Frauen liegen in diesem Fall Depositionsunterschiede von 10 bis 20 % vor, die gerade in Hinblick auf diagnostische Fragestellungen eine durchaus wichtige Rolle spielen können (Abb. 27).

Der Anstieg der Deposition mit zunehmendem Alter ist wiederum auf die Lungenmorphometrie und die sich stetig verändernden Atmungsbedingungen zurückzuführen. Bei Kindern mit ihrer noch recht ausgeprägten Kurzatmigkeit erfährt die Aufenthaltsdauer der Partikel in den einzelnen Lungenstrukturen eine zum Teil drastische Verkürzung, wodurch die Depositionsmechanismen der Diffusion und Sedimentation nicht ihre volle Effizienz zu entfalten vermögen. Erwachsene mit ihrer wesentlich längeren Atmung und ihrem höheren Tidalvolumen ermöglichen den Teilchen einen längeren Aufenthalt in den bronchialen und alveolären Strukturen, was in weiterer Folge auch zu einer Steigerung der Depositionswahrscheinlichkeit durch Diffusion auf der einen Seite und Sedimentation auf der anderen führt.

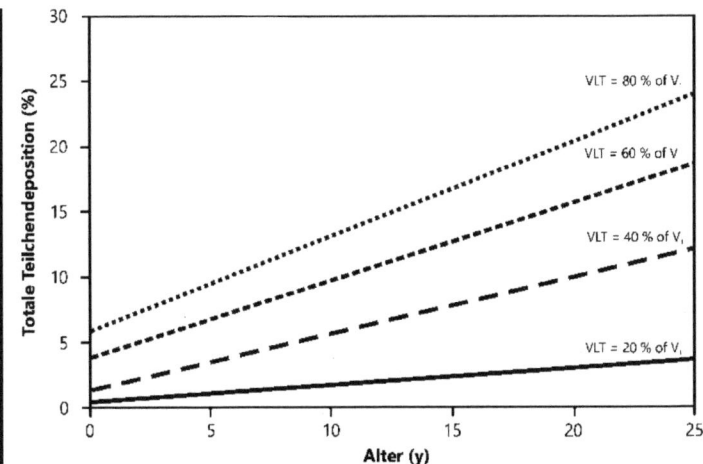

Abb. 27| Modellergebnisse zur Beschreibung der Abhängigkeit der Deposition jener im Aerosolbolus mitgeführten Teilchen vom Alter der Probanden.

4 | AERSOLBOLUS-DIS-PERSION IN DER KRAN-KEN LUNGE

4.1 Einige einleitende Bemerkungen

Wie schon in Kap. 1.3 ausführlich angemerkt wurde, lässt sich die Aerosolbolus-Dispersion in der Lungenmedizin auch für diagnostische Zwecke nutzen. Diese soll in den nachfolgenden Abschnitten anhand zweier Beispiele verdeutlicht werden. Das erste Beispiel beschäftigt sich mit der Veränderung des Partikelimpulses in erwachsenen Patienten, welche unter einer chronisch-obstruktiven Lungenerkrankung (COPD), einem Emphysem oder beiden strukturellen Störungen des respiratorischen Traktes leiden. Für entsprechende Modellsimulationen der Dispersion des Aerosolbolus wurden wiederum sphärische Partikel mit einem Durchmesser von 0,78 µm und einer Dichte von 1 g/cm^3 herangezogen. Zudem wurde erneut angenommen, dass die Patienten ein Tidalvolumen von exakt 1000 cm^3 aufnehmen und die Dauer eines Atmungszyklus 8 s (4s Inhalation – 0 s Atempause – 4 s Exhalation) beträgt. Für die Halbwertsbreite des inhalierten Aerosolbolus wurden 50 cm^3 veranschlagt, was bei den oben angeführten Atmungsdaten einem Zeitintervall von 0,2 s entspricht [8].

Sowohl für die chronisch-obstruktive Lungenerkrankung als auch für das Emphysem, welches eine krankhafte Erweiterung der distal zu den terminalen Bronchiolen angeordneten Lungenstrukturen repräsentiert, wurden in der theoretischen Näherung zwei unterschiedliche Schweregrade festgelegt. Bezüglich der Verengung der Luftwege wurde ein milder Fall mit entsprechender Reduktion des Durchmesser um 25 % (Obstruktion 1) von einem schweren Fall mit einer Durchmesserverminderung von 50 % (Obstruktion 2) unterschieden. Das Modell erfuhr dahingehend eine signifikante Simplifikation, dass mit Ausnahme der Trachea alle Luftwege in einheitlicher Art und Weise den oben beschriebenen Modifikationen unterzogen wurden. In Hinblick auf das Emphysem erfolgte ebenfalls eine Differenzierung zwischen leichtem und fortgeschrittenem Grad der Erkrankung, wobei im ersten Fall eine Vervierfachung (Emphysem 1), im zweiten Fall hingegen eine Vervierzigfachung des alveolären Durchmessers (Emphysem 2) vorgenommen wurde. Das erste Szenario bildet im Wesentlichen ein sogenanntes panazinäres Emphysem ab, wohingegen das zweite Szenario am ehesten mit einem bullösen Emphysem, welches als Endstadium der Erkrankung angesehen werden kann, vergleichbar ist. Wie schon bei der chronisch-obstruktiven Lungenerkrankung wurden auch beim Emphysem alle Alveolen von der Ausdehnung erfasst. Um die damit verbundene Erhöhung des Residualvolumens nicht in physiologisch unrealistische Bereiche zu führen, wurde gleichzeitig mit der alveolären Expansion auch eine Reduktion der Anzahl an Lungenbläschen ins Auge gefasst. Dieser Schritt spiegelt sich in der Realität in der sukzessiven Auflösung von alveolären Septen wider, welche durch ausgedehnte Autoimmunreaktionen hervorgerufen wird.

Bei der Kombination der beiden Lungeninsuffizienzen, wie sie beispielsweise bei Patienten mit langjähriger chronischer Bronchitis oder starken Rauchern auftreten kann, wurden zunächst die milden Verläufe (Obstruktion 1 + Emphysem 1) und in weiterer Folge die schweren Verläufe (Obstruktion 2 + Emphysem 2) zueinander in Beziehung gesetzt. Hier wurde insofern eine Vereinfachung vorgenommen, als die Entwicklung eines Emphysems in der Reallunge oftmals bereits einen fortgeschrittenen Grad der Luftwegsverengung zur Voraussetzung hat. Umgekehrt kann ein schon vorhandenes Emphysem aus rein mechanischer Sicht keine Obstruktion des vorgeschalteten Luftwegsbaumes verursachen [8, 146].

Das zweite Beispiel widmet sich der Aerosolbolus-Inhalation von 10- bis 15-jährigen Kindern mit gesunden und asthmatisch veränderten Lungen. Auch für diese Modellrechnungen, deren Ergebnisse direkt mit vorhandenen experimentellen Daten verglichen werden konnten, gelangten monodisperse, sphärische Aerosolteilchen mit einem Durchmesser von 0,40 μm und einer Dichte von 1 g/cm³ zur Verwendung. Den Kindern wurde im Rahmen der Inhalationsexperimente die Aufnahme eines Tidalvolumens von 600 cm³ antrainiert, wobei jedoch im Gegensatz zu den Versuchen mit erwachsenen Probanden lediglich eine Dauer des Atmungszyklus von 4 s (2s Inhalation – 0 s Atempause – 2 s Exhalation) in Betracht gezogen wurde. Die volumetrischen Lungentiefen der in den Inhalationsstrom injizierten Teilchenimpulse betrugen 95, 140, 240, 340, 440 und 540 cm³. Die Halbwertsbreite des inhalierten Aerosolbolus wurde mit lediglich 50 cm³ (Zeitdauer: 0,167 s) veranschlagt [146, 147].

4.2 Aerosolbolus-Dispersion bei gesunden Personen und Patienten mit COPD und/oder Emphysem

Die Ergebnisse der Modellrechnungen sind in den Abb. 28 bis 30 zusammengefasst. Die Simulationsresultate für die gesunde Lunge korrespondieren dabei mit jenen in Kap. 3.2 vorgestellten Daten. Wenn man sich zunächst der Halbwertsbreite des exhalierten Aerosolbolus als maßgeblichen Parameter für die Darstellung des Dispersionsphänomens zuwendet, kann man je nach Krankheitsbild und damit verbundener Symptomatik ganz unterschiedliche Verläufe jener Funktion beobachten, welche den Zusammenhang zwischen Halbwertsbreite auf der einen Seite und volumetrischer Lungentiefe auf der anderen beschreibt. Grundsätzlich kommt es unabhängig von der Art der Erkrankung zu einem sukzessiven Anstieg der Halbwertsbreite mit zunehmender volumetrischer Luntiefe (Abb. 28a). Während diese Erhöhung bei Patienten mit chronisch-obstruktiver Lungenerkrankung in der Regel deutlich schwächer als bei den gesunden Vergleichspersonen ausfällt, tritt sie bei Patienten mit Lungenemphysem im Vergleich zu den gesunden Testpersonen wesentlich stärker hervor. Als interessant kann sicherlich der Umstand erachtet werden, dass jegliche Zunahme des Obstruktionsgrades eine schnellere Abflachung der zugehörigen Funktion zur Folge hat, wohingegen eine Steigerung des Emphysemschweregrades eine zusätzliche Verstärkung der Aerosolbolus-Dispersion hervorruft. Eine Kombination von obstruktiver Veränderung der Luftwege und krankhafter Erweiterung des alveolären Volumens führt zu Kompensationseffekten, welche unter anderem dafür sorgen, dass die Halbwertsbreiten der exhalierten

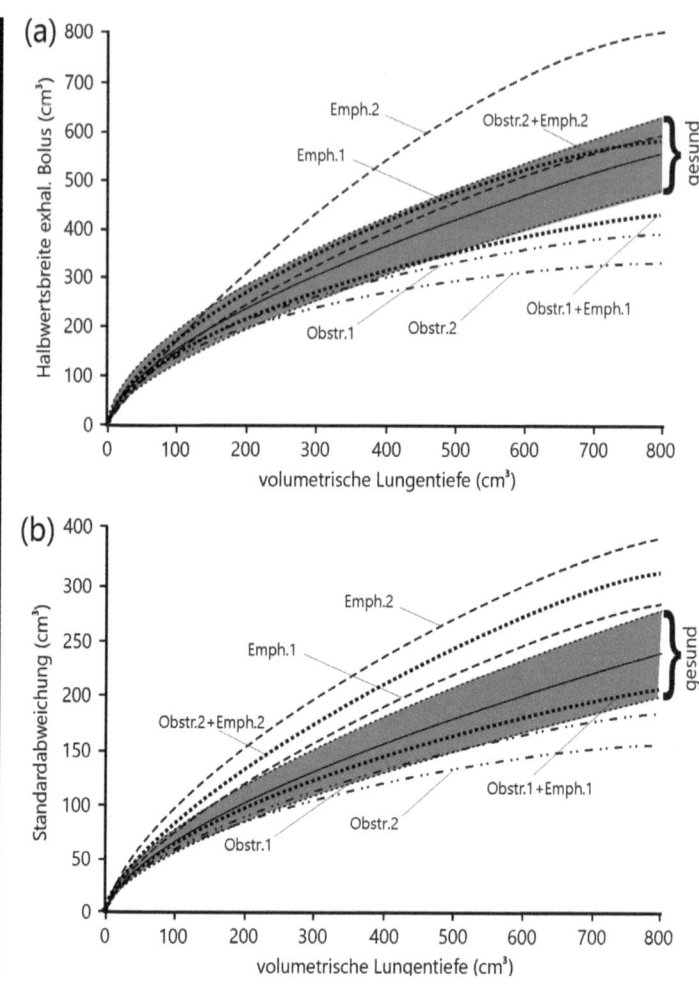

Abb. 28| Modellergebnisse zur Beschreibung der Aerosol-bolus-Dispersion in Patienten mit verschiedenen Lungenerkran-kungen und gesunden Vergleichspersonen: (a) Halbwertsbreite des exhalierten Bolus, (b) Standardabweichung.

Teilchenimpulse kaum mehr von jenen unterscheidbar sind, welche für gesunde Testpersonen berechnet wurden.

Blickt man in weiterer Folge auf die Standardabweichung des exhalierten Aerosolbolus als Funktion der volumetrischen Lungentiefe, kann man großteils eine ähnliche Entwicklung wie bei der zuvor beschriebenen Halbwertsbreite beobachten. Während der Parameter bei Patienten mit chronisch-obstruktiver Lungenerkrankung in der Regel geringere Werte als bei gesunden Vergleichspersonen annimmt, ist er bei Patienten mit Lungenemphysem im Vergleich zu den anderen Testgruppen deutlich erhöht. Ein interessantes Phänomen ergibt sich hier im Falle der Kombination der beiden Krankheitsbilder, da die für die Halbwertsbreite dargelegten Kompensationseffekte in etwas geringerem Maße wirksam werden. Bringt man die hochgradige Luftwegsobstruktion mit der schwerwiegenden emphysematischen Symptomatik in Verbindung, erhält man laut Modellrechnungen Werte für die Standardabweichung, welche klar außerhalb des durch die gesunde Lunge definierten Bereichs zu liegen kommen. Dadurch könnte der Standardabweichung im Gegensatz zur Halbwertsbreite ein höherer Wert bei der Aerosolbolus-gestützten Diagnose diverser Lungenerkrankungen zukommen (Abb. 28b).

Eine Interpretation der oben beschriebenen Phänomene fällt aufgrund des in den Glg. 12 und 13 zum Ausdruck gebrachten Zusammenhangs zwischen Aerosolbolusdispersion und Lungenmorphometrie relativ leicht. Die chronische Luftwegsobstruktion hat eine zum Teil deutliche Verengung der Bronchien und Bronchiolen zur Folge.

Dies wiederum führt bei konstantem Tidalvolumen zu einer Erhöhung der Strömungsgeschwindigkeit in den einzelnen luftleitenden Strukturen. Verringerung des tubulären Durchmessers und Steigerung des lokalen Luftstroms bedingen einerseits eine Reduktion, andererseits hingegen eine Zunahme der Dispersivität. Insgesamt fällt jedoch die Modifikation der Morphometrie etwas stärker ins Gewicht, so dass letztendlich eine Abnahme des Dispersionsphänomens festgestellt werden kann. Im Falle des Lungenemphysems führt die signifikante Vergrößerung der distalen Lungenstrukturen im Wesentlichen dazu, dass Inhalations- und Residualluft eine schwächere Durchmischung erfahren. Die im Aerosolbolus transportierten Teilchen legen in den Alveolen eine längere Transportstrecke zurück und sind demzufolge auch durch eine längere alveoläre Aufenthaltszeit gekennzeichnet, wodurch das Dispersionsphänomen zum Teil deutlich verstärkt wird [3, 8].

Betrachtet man als nächsten Schritt die Schiefe des exhalierten Aerosolbolus und ihre Abhängigkeit von Gesundheitszustand der Lunge beziehungsweise von der volumetrischen Lungentiefe, kann man ebenfalls eine zum Teil sehr gute Differenzierung zwischen einzelnen Krankheitsbildern vornehmen. Bei Patienten mit chronisch-obstruktiver Lungenerkrankung nimmt dieser Parameter vor allem bei höheren volumetrischen Lungentiefen deutlich niedrigere Werte als in der gesunden Lunge an. Bei Patienten mit emphysematischen Veränderungen der Lungenstruktur ist dagegen eine teilweise signifikante Steigerung der Schiefe im Vergleich zu den gesunden Testpersonen feststellbar. Die Kombination beider

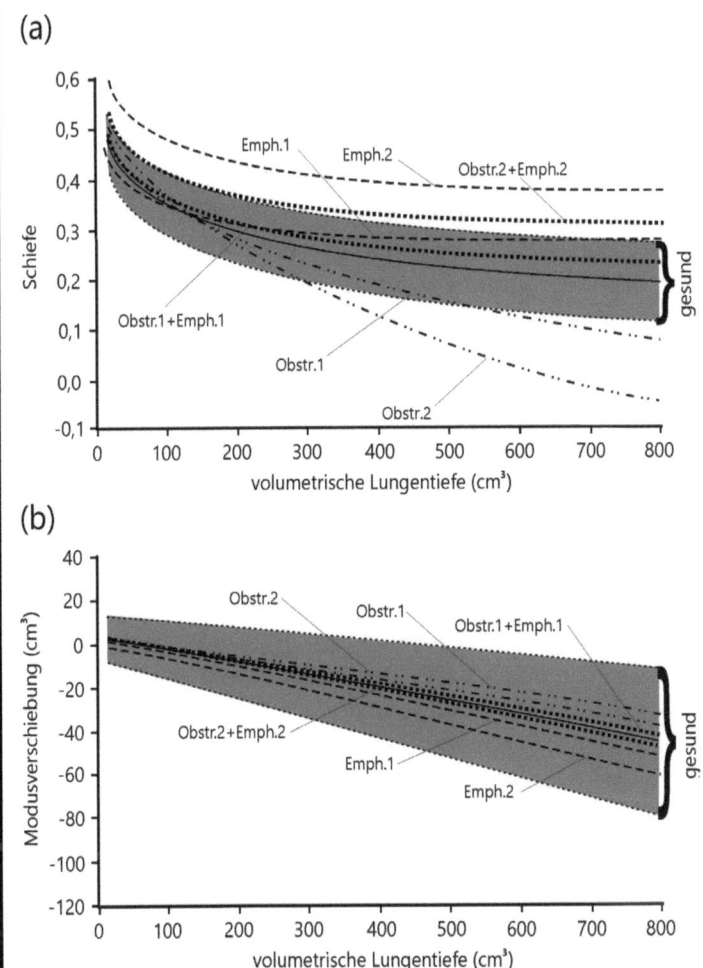

Abb. 29| Modellergebnisse zur Beschreibung der Aerosol-bolus-Geometrie in Patienten mit verschiedenen Lungenerkran-kungen und gesunden Vergleichspersonen: (a) Schiefe des ex-halierten Bolus, (b) Modusverschiebung.

Krankheitsbilder hat erwartungsgemäß wiederum Kompensationseffekte zur Folge, welche den diagnostischen Wert des Parameters absenken (Abb. 29a).

Als in diagnostischer Hinsicht eher kritisch zu bewertender Parameter erweist sich gemäß den Modellrechnungen die in Kap. 1.2 ausführlich vorgestellte Modusverschiebung. Dieser Umstand ist darauf zurückzuführen, dass die für die verschiedenen Lungeninsuffizienzen prädizierten Werte innerhalb des Unsicherheitsbereichs der gesunden Lunge zu liegen kommen und in relativer Nähe der gesunden Mittelwertslinie platziert sind. Generell lässt sich feststellen, dass im Falle der chronisch-obstruktiven Lungenerkrankung der exhalierte Aerosolbolus dem inhalierten Teilchenimpuls ein wenig mehr hinterhereilt als in der gesunden Lunge. Im Falle des Emphysems tritt hingegen der gegenteilige Effekt auf. Eine Kombination der beiden Krankheitsbilder resultiert im Allgemeinen in einer Modusverschiebung, welche praktisch nicht mehr von jener Verschiebung in der gesunden Lunge unterscheidbar ist (Abb. 29b) [1-10].

Den oben vorgestellten Ergebnissen zufolge bewirkt eine chronische Verengung der Luftwege eine sukzessive Erhöhung der Aerosolbolus-Symmetrie, wohingegen eine pathologische Erweiterung der peripheren Lungenstrukturen zu einer verstärkten Linksschiefe des exhalierten Partikelimpulses führt. Eine Erklärung für diese Phänomene fällt aufgrund des gegenwärtigen Kenntnisstandes in Bezug auf die in kranken Lungen vorliegenden Strömungsverhältnisse sehr schwer. Möglicherweise spielen hier Sekundärströmungen, die asymmetrische Aufteilung des Luftstromes sowie Unregelmäßigkeiten innerhalb des

Atmungszyklus eine wesentlich größere Rolle, als das bisher angedacht wurde. Zusammenfassend darf jedoch festgehalten werden, dass die Schiefe einen durchaus tauglichen Parameter für die medizinische Diagnose diverser Lungenerkrankungen abgeben kann [1-10].

Wendet man sich zuletzt noch der Teilchendeposition aus dem Aerosolbolus und ihrer Abhängigkeit von Krankheitsbild beziehungsweise volumetrischer Lungentiefe zu, so lässt sich wiederum eine für die medizinische Diagnostik sehr wertvolle Differenzierung vornehmen. Demnach zeigen Patienten mit einer chronisch-obstruktiven Lungenerkrankung insgesamt wesentliche höhere Depositionswerte als gesunde Vergleichspersonen, wobei die Intensität der Partikelablagerung mit dem Grad der Luftwegsverengung zunimmt. Bei Patienten mit Lungenemphysem kann im Vergleich zu gesunden Probanden eine klare Verringerung der Teilchendeposition festgestellt werden, welche sich umso deutlicher gestaltet, je schwerer der Grad der Erkrankung ist. Eine Kombination beider Krankheitsbilder zieht zwar wiederum kompensatorische Effekte nach sich, führt aber zu Depositionskurven, die sich noch immer sehr eindeutig von jenen der gesunden Testpersonen unterscheiden (Abb. 30a, b).

Die chronische Verengung der Luftwegsstrukturen hat eine generelle Verringerung der Diffusions- und Sedimentationsstrecken der Teilchen und damit eine Erhöhung der Ablagerungswahrscheinlichkeit zur Folge. Eine Erweiterung der Lungenbläschen bewirkt gerade den gegenteiligen Effekt. Zusammenfassend lässt sich für die Deposition im Vergleich zu den übrigen Parametern das höchste diagnostische Potenzial konstatieren.

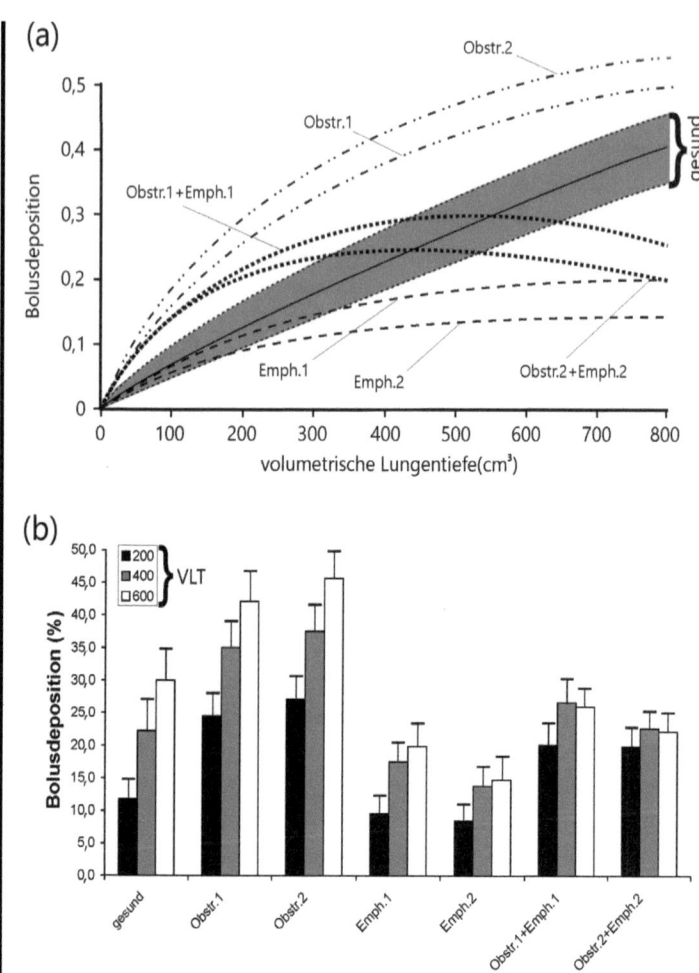

Abb. 30| Modellergebnisse zur Beschreibung der Aerosol-bolus-Deposition in Patienten mit verschiedenen Lungenerkrankungen und gesunden Vergleichspersonen: (a) Depositionskurven, (b) Vergleich einzelner Depositionswerte.

88

4.2 Aerosolbolus-Dispersion bei gesunden und chronisch-asthmatischen Kindern

Bei Asthma handelt es sich im Allgemeinen um eine anfallweise auftretende Atemnot, welche durch eine temporäre Konstriktion der trachealen und bronchialen Ringmuskulatur hervorgerufen wird. Als Auslöser für diese Symptomatik können verschiedene Schadstoffe in der Luft sowie unterschiedlichste Umweltreize (z. B. Kälte) auftreten, wobei entsprechenden Anfällen durch eine gezielte inhalative Behandlung (Asthma-Sprays) zu begegnen ist, die sogenannte Bronchodilatatoren zu den jeweiligen Zielorten in der oberen Lunge führen. In den vergangenen Jahrzehnten hat sich die Anzahl der Asthmatiker vor allem in den westlichen Industriestaaten aufgrund zahlreicher Ursachen (z. B. verstärkte Belastung der Umwelt durch Schadstoffemissionen, schnellere Ausbreitung von Allergien) deutlich erhöht. Bereits in der Altersgruppe zwischen fünf und 15 Jahren treten zum Teil sehr schwere Verläufe der Lungenerkrankung auf, welche man mit Inhalationstherapien zu lindern versucht. In jüngerer Vergangenheit konnte anhand einiger experimenteller Studien festgestellt werden, dass die Aerosolbolus-Inhalation mit gewissen Einschränkungen ein durchaus probates Mittel für die Diagnose und Verlaufsbeschreibung von Asthma repräsentiert [146, 147].

Wenn man sich zunächst der Standardabweichung des exhalierten Aerosolbolus zuwendet, kann man unabhängig davon, ob es sich bei den Probanden um gesunde oder asthmatische Kinder handelt, einen entsprechenden Anstieg des Parameters mit der volumetrischen Lungentiefe beobachten (Abb. 31). Während die Standardabweichung bei gesunden Kindern sowohl im Experiment als auch im Modell auf maximal 140 cm³ anzusteigen vermag, erreicht sie bei jungen Asthmatikern Maximalwerte von bis zu 160 cm³. Dies entspricht einer Differenz von immerhin 12,5 %. Statistische Mittelwertsvergleiche zwischen den beiden Testgruppen lassen erkennen, dass dieser Unterschied als hochsignifikant ($p < 0,01$) erachtet werden kann.

Der Anstieg der Standardabweichung des exhalierten Aerosolbolus bei asthmatischen Kindern ist in erster Linie darauf zurückzuführen, dass die Strömungsgeschwindigkeit der inhalierten Luft in den konstringierten Bronchien deutlich zunimmt. Dieser Umstand spielt für die axiale Diffusion der im Aerosolbolus mitgeführten Partikel eine wesentlich größere Rolle als die Verengung der Luftwege. Darüber hinaus ist noch das Phänomen zu berücksichtigen, dass sich die Bronchien bei einem Asthmaanfall für gewöhnlich eher unregelmäßig zusammenziehen, wodurch der Querschnitt der Luftwege seine ideale kreisförmige Geometrie verliert. Im Modell kann man diesem Befund lediglich durch die Definition eines mittleren bronchialen Durchmessers begegnen, jedoch keinesfalls die mit der Bronchokonstriktion verbundene morphologische Komplexität vollständig abbilden.

Als weiterer Parameter zur Darlegung des Krankheitsbildes kann die Schiefe des exhalierten Aerosolbolus herangezogen werden. Mithilfe des experimentellen und theoretischen Zugangs lässt sich hier feststellen, dass dieser Parameter generell einer Abnahme mit steigender volumetrischer Lungentiefe unterliegt, also ein linksschiefer Teilchenimpuls in zunehmendem Maße zu einem sym-

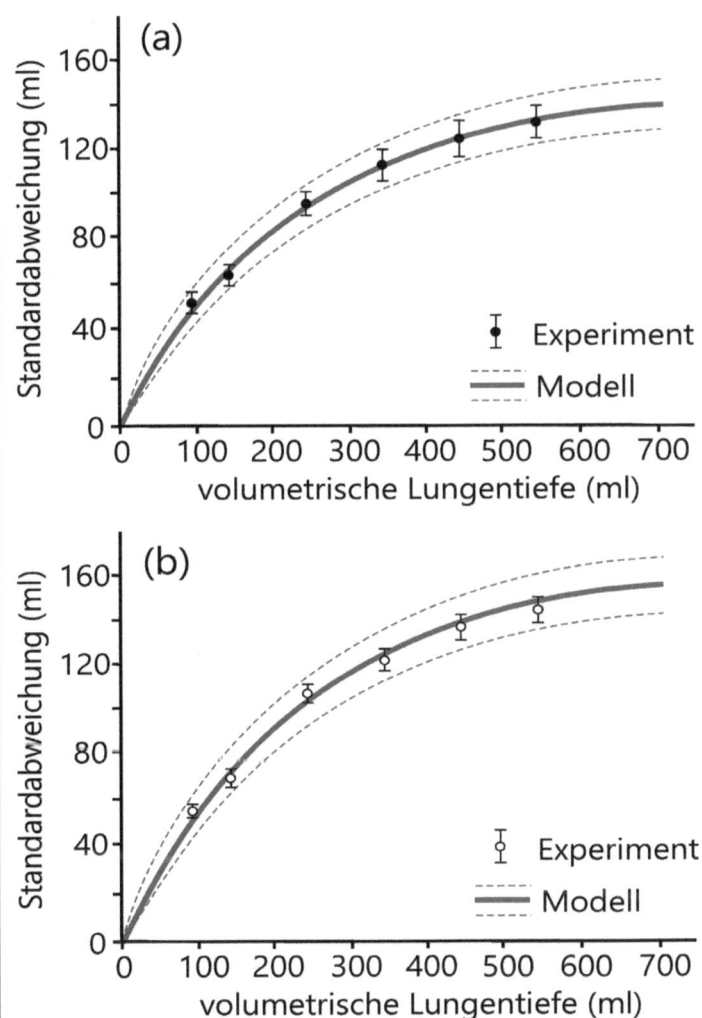

Abb. 31| Experimentelle und theoretische Darstellung der Standardabweichung des exhalierten Aerosolbolus in gesunden (a) und asthmatischen Kindern (b).

metrischen Impuls mutiert. Bei gesunden Probanden ist ein Abfall des Parameters von etwa 0,5 auf 0,05 feststellbar, wohingegen die Reduktion bei asthmatischen Kindern von 0,55 auf 0,15 erfolgt. Demzufolge liegen bei den kranken Testpersonen höhere Schiefewerte als bei den gesunden Vergleichssubjekten vor, wobei die statistischen Testungen der Mittelwerte nur zum Teil signifikante Unterschiede zwischen den beiden Gruppen ergeben (Abb. 32). Grundsätzlich muss auf Basis der vorgestellten Ergebnisse davon ausgegangen werden, dass die Schiefe möglicherweise einen geringeren diagnostischen Wert als die zuvor präsentierte Standardabweichung besitzt.

Die höheren Schiefewerte bei den jungen Asthmatikern sind auf ähnliche Ursachen wie die höheren Werte für die Standardabweichungen zurückzuführen. Die durch die Bronchokonstriktion hervorgerufene Erhöhung der Strömungsgeschwindigkeit führt dazu, dass sich die im Aerosolbolus mitgeführten Partikel stärker mit der Umgebungsluft vermischen, was in einer sukzessiven Verbreiterung des Teilchenimpulses resultiert. Gleichzeitig tritt hier auch eine kontinuierliche Veränderung der Form des Aerosolbolus auf, wobei infolge der bronchialen Aerodynamik in der Regel eine Linksschiefe entsteht. Je länger der Teilchenimpuls in den Luftwegen und Lungenbläschen verweilt, desto eher kommt es wieder aufgrund verschiedenster Strömungsphänomene zu einem Konzentrationsausgleich und als Folge dessen zu einer Wiedererlangung der Symmetrie [146].

Wenn man sich die von den Kindern inhalierten Teilchenimpulse im Einzelnen betrachtet, kann man jene oben getätigten Aussagen wesentlich besser nachvollziehen.

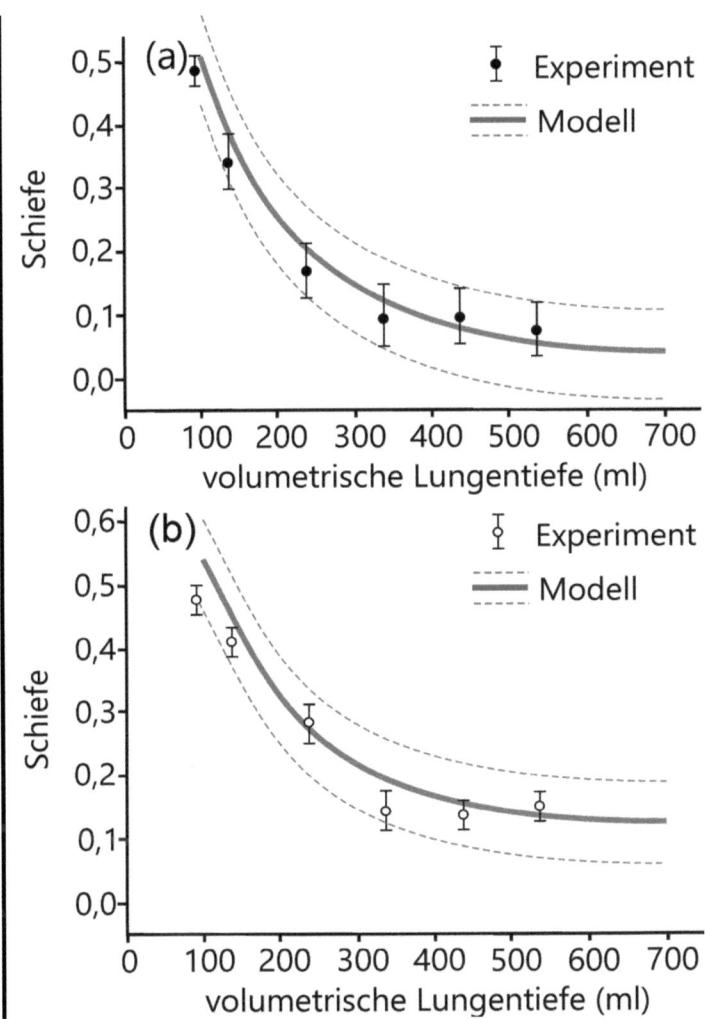

Abb. 32| Experimentelle und theoretische Darstellung der Schiefe des exhalierten Aerosolbolus in gesunden (a) und asthmatischen Kindern (b).

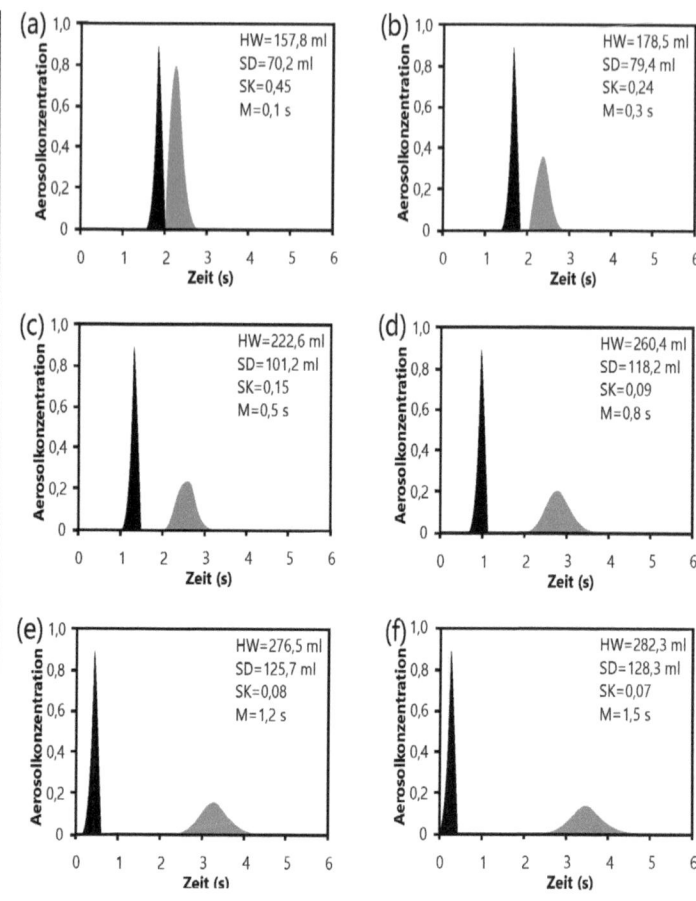

Abb. 33| Verhalten des inhalierten Aerosolbolus in den Lungen von gesunden Vergleichspersonen: (a) VLT = 95 ml, (b) VLT = 140 ml, (c) VLT = 240 ml, (d) VLT = 340 ml, (e) VLT = 440 ml, (f) VLT = 540 ml (Abkürzungen: HW = Halbwertsbreite des exhalierten Bolus, SD = Standardabweichung des exhalierten Bolus, SK = Schiefe, M = Modusverschiebung).

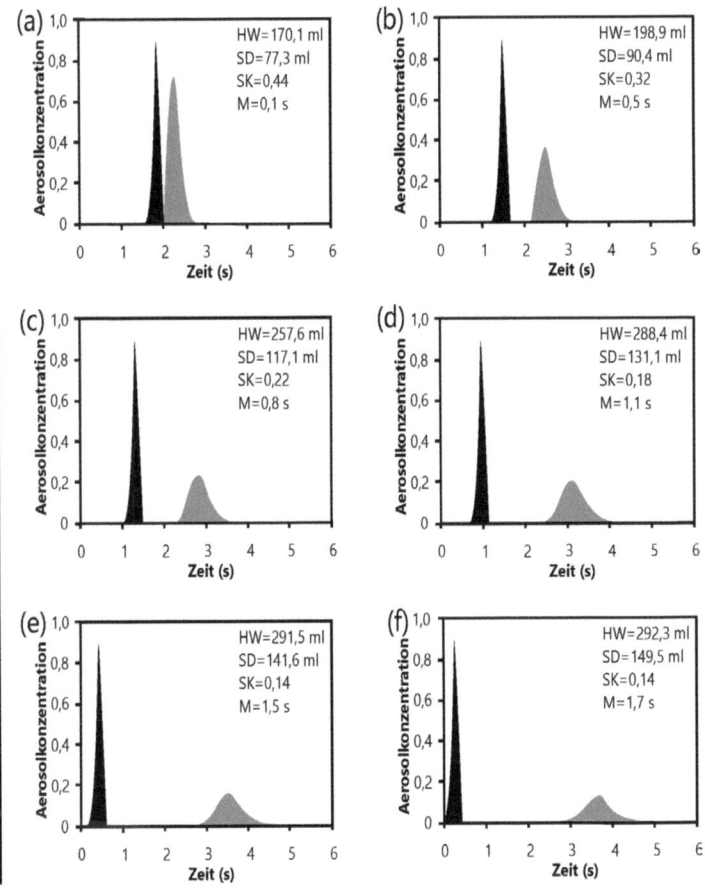

Abb. 34| Verhalten des inhalierten Aerosolbolus in den Lungen von asthmatischen Kindern: (a) VLT = 95 ml, (b) VLT = 140 ml, (c) VLT = 240 ml, (d) VLT = 340 ml, (e) VLT = 440 ml, (f) VLT = 540 ml (Abkürzungen: HW = Halbwertsbreite des exhalierten Bolus, SD = Standardabweichung des exhalierten Bolus, SK = Schiefe, M = Modusverschiebung).

Wie in den Abb. 33 und 34 sehr klar erkennbar ist, durchläuft der exhalierte Aerosolbolus mit zunehmender volumetrischen Lungentiefe des eingeatmeten Teilchenimpulses eine bemerkenswerte Veränderung. Diese gelangt in erster Linie durch eine stetige Verbreiterung des Peaks zum Ausdruck. Zudem erfährt der ursprünglich eher asymmetrische Impuls eine zunehmende Idealisierung seiner Geometrie in Richtung ideale Gauß'sche Glockenkurve. Die zu den jeweiligen Graphen hinzugefügten Daten geben zu erkennen, dass neben einem Anstieg der Halbwertsbreite und Standardabweichung auch eine kontinuierliche Erhöhung der Modusverschiebung auftritt, wohingegen die Schiefe einer entsprechenden Reduktion unterliegt [146].

Abschließend kann anhand der vorgestellten Ergebnisse die Feststellung getroffen werden, dass die Aerosolbolus-Dispersion gerade bei Kindern als diagnostisches Werkzeug Verwendung finden könnte, da sie ein relativ unkompliziertes und von den Versuchspersonen leicht erlernbares Verfahren repräsentiert. Sowohl experimentelle als auch theoretische Ergebnisse zeigen recht deutlich, dass einige Parameter über ein höheres diagnostisches Potenzial verfügen, andere hingegen nur eine sehr eingeschränkte Aussagekraft besitzen. Letztendlich ist es die Kombination aus mehreren Parametern, welche eine entsprechende Aussagegenauigkeit in Hinblick auf Art und Schweregrad einer Krankheit zu liefern vermag.

5 | ZUSAMMENFASSEN-
DE BEMERKUNGEN

In der vorliegenden Monografie wurde der Versuch unternommen, auf die Bedeutung der Aerosolbolus-Inhalation in der Lungenmedizin und der medizinischen Physik hinzuweisen. Wie in Kapitel 1 angedeutet wurde, gelingt es bereits mit einer relativ einfach konzipierten Apparatur, einen Partikelimpuls in den Inhalationsstrom eines Probanden oder einer Probandin zu platzieren, wobei durch spezielle Messgeräte die genaue zeitliche Position und die exakte Teilchenkonzentration des Aerosolpeaks festgehalten werden können. Bei den für die Bolusexperimente verwendeten Partikeln handelt es sich in der Regel Flüssigkeitströpfchen aus Polystyrol mit idealer kugelförmiger Gestalt und einer Dichte von ungefähr 1 g/cm³. Die Größe dieser Teilchen beläuft sich zumeist auf weniger als 1 µm, wodurch Depositionsereignisse in Luftwegen und Alveolen auf ein Minimum reduziert werden können. Um den weiteren Verbleib von abgelagerten Polystyrolpartikeln möglichst genau nachverfolgen zu können, werden diese entweder mit Technetium (^{99}Tc) oder Indium (^{111}In), welche beide über eine geringfügige Radioaktivität verfügen, markiert.

Im einleitenden Kapitel wurde ausführlich dargestellt, dass der inhalierte Aerosolbolus bei seinem Transport durch die verschiedenen Lungenregionen sowohl eine auf der axialen Diffusion beruhende Verbreiterung (Dispersion) als auch eine auf der Teilchenträgheit und lokalen Strömungsverhältnisse basierende Formveränderung und Verschiebung erfährt. Diese Phänomene lassen sich anhand einiger weniger Parameter festschreiben und zeigen eine signifikante Abhängigkeit von der Lungenmorphometrie. Aufgrund dieses Umstandes gelangt die Aerosolbolus-Technik gegenwärtig vor allem in zwei Bereichen zur Anwendung, nämlich bei der dispersionsbasierten Vermessung der Lunge (ADAM) und der Diagnostik von Erkrankungen des respiratorischen Traktes, bei welchen deutliche Veränderungen der bronchialen und alveolären Struktur zu beobachten sind.

In Kapitel 2 wurden gängige Computermodelle zur Simulation der Aerosolbolus-Inhalation vorgestellt. Diesen mathematischen Näherungen liegt eine stochastische Lungenstruktur zugrunde, deren Aufbau nach dem Zufallsprinzip erfolgt. Dadurch entsteht letztendlich eine respiratorische Architektur, welche über große Ähnlichkeiten mit der Reallunge verfügt. Das Phänomen der Dispersion des Aerosolbolus wird unter Zuhilfenahme der sogenannten effektiven Diffusivität approximiert. Diese gilt als mathematisch bestimmbares Maß der axialen Teilchendiffusion im Inhalations- und Exhalationsstrom und hängt vom Durchmesser der durchströmten Struktur, von der Strömungsgeschwindigkeit des inhalierten Mediums und vom Einstein'schen Diffusionskoeffizienten ab. Grundsätzlich erhält man bei der Einatmung des Aerosolbolus eine höhere effektive Diffusivität als bei dessen Ausatmung. Dieser Umstand beruht im Wesentlichen darauf, dass bei der Inhalation die im Bolus konzentrierten Teilchen an den Luftwegsgabelungen mit stärkeren Sekundärströmungen konfrontiert sind als bei der Exhalation. Für die Deposition von Partikeln aus dem intrapulmonal transportierten Aerosolbolus wurden drei verschiedene Mechanismen – Brown'sche Bewegung, Impaktion und Sedimentation – angenommen. Während in den luftleitenden Strukturen der oberen Lungenregion vornehmlich die auf der Teilchenträgheit basierende Impaktion ihre Wirkung zu entfalten vermag, tritt die durch Brown'sche Bewegung (Diffusion) und Sedimentation induzierte Partikeldeposition bevorzugt in den Lungenbläschen auf. Das in Kapitel 2 vorgestellte Bolusmodell berücksichtigt auch jenes in den Bronchien und Bronchiolen zutagetretende parabelförmige Strömungsprofil der eingeatmeten Luft, welches sich anders auf die axiale Diffusion der Teilchen auswirkt als ein herkömmliches lineares Profil. Zudem basieren die Modellberechnungen auf einem Fünflappenmodell der Lunge, wobei durch die unterschiedlich schnelle und starke Belüftung der einzelnen Lungenlappen insgesamt eine Asymmetrie und Asynchronizität der Atmung entsteht.

In Kapitel 3 wurde auf die Dispersion des Aerosolbolus in der gesunden Lunge eingegangen. Dabei konnte demonstriert werden, dass ein sehr spät in das Inhalationsvolumen injizierter Aerosolbolus (niedrige volumetrische Lungentiefe) eine wesentlich geringere Verbreiterung als ein früh im eingeatmeten Volumen platzierter Peak (hohe volumetrische Lungentiefe) erfährt. Eine steigende volumetrische Lungentiefe hat auch eine kontinuierliche Verschiebung des Bolus (Modusverschiebung) und dessen stetige Formveränderung (Schiefe) zur Folge. Zuletzt kann bei einem tiefen Aerosolbolus eine deutlich höhere Teilchenablagerung als bei einem flachen Bolus beobachtet werden. Alle genannten Phänomene lassen sich damit erklären, dass die Aerosolpartikel bei einem flachen Bolus wesentlich kürzere Zeit im Inhalationsstrom transportiert werden und den darin wirksamen Kräften ausgesetzt sind als bei einem tiefen Bolus.

Ein ebenfalls sehr wichtiges Ergebnis, welches im Zusammenhang mit der gesunden Lunge beobachtet werden kann, betrifft die Abhängigkeit der Dispersion des Aerosolbolus vom Alter der Probanden. Demnach entwickeln junge Testpersonen (Kinder, Jugendliche) mit ihren kleineren Lungen deutlich geringere Dispersionsintensitäten als erwachsene Personen. Auch in der durchschnittlichen männlichen Lunge mit einer funktionalen Residualkapazität von 3300 ml tritt eine messbar höhere Verbreiterung des Aerosolbolus als in der durchschnittlichen weiblichen Lunge (funktionale Residualkapazität: 2650 ml) auf. Diese Resultate müssen bei entsprechenden diagnostischen Verfahren natürlich ihre Berücksichtigung erfahren.

In Kapitel 4 gelangte das Verhalten des Aerosolbolus in der kranken Lunge zur näheren Behandlung. Dabei konnte anhand des experimentellen und theoretischen Ansatzes demonstriert werden, dass obstruktive Erkrankungen des respiratorischen Systems (z. B. COPD, Bronchitis, Asthma) eine zum Teil erhebliche Steigerung der Dispersion nach sich ziehen, wohingegen strukturerweiternde Insuffizienzen (z. B. Bronchiektasen, Emphysem) gerade den gegenteiligen Effekt bewirken. Bei richtiger Wahl der volumetrischen Lungentiefe können obstruktive Veränderungen der Lunge mithilfe des Aerosolbolus-Verfahrens sehr gut von dilatativen Modifikationen unterschieden werden. Probleme hinsichtlich der bolusbasierten Diagnostik ergeben sich hingegen dann, wenn beide Krankheitsbilder zusammen auftreten. Die damit einhergehenden Kompensationseffekte haben oftmals zur Folge, dass das Verhalten des Aerosolbolus in der kranken Lunge entweder gar nicht oder nur sehr geringfügig von jenem in der gesunden Lunge abweicht.

Abschließend soll hier noch kurz die Frage nach zukünftigen Anwendungs- beziehungsweise Forschungsfeldern der Aerosolbolus-Inhalation gestellt werden. Klar ist, dass diese Methode in Verbindung mit anderen medizinischen Verfahren (z. B. Bestimmung des FEV_1) ein recht probates Mittel zur Erkennung verschiedener Lungenkrankheiten repräsentiert, welches in manchen Bereichen jedoch noch Verfeinerungen und Verbesserungen benötigt. Ein wesentlicher Entwicklungsfortschritt der Technik bestünde etwa darin, dass man mit ihr zur Diagnostik unterschiedlicher Schweregrade der chronisch-obstruktiven Lungenerkrankung befähigt wäre. Die gezielte Inhalation von Teilchenimpulsen findet in der Inhalationstherapie schon seit längerem ihre breite Anwendung, da es hier gelingt, das aerosolisierte Medikament (z. B. Bronchodilatatoren, Insulin) mit höherer Effizienz zu seinem Bestimmungsort zu führen. Eine Hauptforderung an die zukünftige Forschung besteht in der Entwicklung leicht handhabbarer Inhalationsgeräte, welche für Notfälle oder den Routinegebrauch zum Einsatz gebracht werden können.

6 | LITERATUR

[1]   Scherer, P. W., Shendalman, L. H., Greene, N. M., Bouhuys, A. (1975). Measurement of axial diffusivities in a model of the bronchial airways. Journal of Applied Physiology 38, 719-723.

[2]   Rosenthal, F. S., Blanchard, J. D., Anderson, P. J. (1992). Aerosol bolus dispersion and convective mixing in human and dog lungs and physical models. Journal of Applied Physiology 73, 862-873.

[3]   Brand, P., Rieger, C., Schulz, H., Beinert, T., Heyder, J. (1997). Aerosol bolus dispersion in healthy subjects. European Respiratory Journal 10, 460-467.

[4]   Kohlhäufl, M., Brand, P., Scheuch, G., Meyer, T., Schulz, H., Häussinger, K., Heyder, J. (2000). Aerosol morphometry and aerosol bolus dispersion in patients with CT-determined combined pulmonary emphysema and lung fibrosis. Journal of Aerosol Medicine 13, 117-124.

[5]   Pawlak, E., Sturm, R., Hofmann, W. (2003). Modeling aerosol bolus dispersion in healthy subjects and COPD patients. Proceedings of the Conference of the Austrian Physical Society, Salzburg, 154.

[6]   Pawlak, E., Sturm, R., Hofmann, W. (2003). Stochastic simulation of aerosol bolus dispersion in healthy subjects and COPD patients. Journal of Aerosol Medicine 16 (2), 235.

[7]   Sturm, R., Pawlak, E., Hofmann, W. (2007). Monte-Carlo-Modell der Aerosolbolusdispersion in der menschlichen Lunge–Teil 1: Theoretische Modellbeschreibung und Anwendung. Zeitschrift für Medizinische Physik 17 (2), 127-135.

[8]   Sturm, R., Pawlak, E., Hofmann, W. (2007). Monte-Carlo-Modell der Aerosolbolusdispersion in der menschlichen Lunge–Teil 2: Modellvorhersagen für die kranke Lunge. Zeitschrift für medizinische Physik 17 (2), 136-143.

[9]   Hofmann, W., Pawlak, E., Sturm, R. (2008). Semi-empirical stochastic model of aerosol bolus dispersion in the human lung. Inhalation Toxicology 20 (12), 1059-1073.

[10] Sturm, R. (2014). Aerosol bolus inhalation in subjects with different age – a theoretical approach. Computational and Mathematical Biology 3, 7.

[11] Brown, J. S., Gerrity, T. R., Bennett, W. D., Kim, C. S., House, D. E. (1995). Dispersion of aerosol boluses in the human lung: Dependence on lung volume, bolus volume, and gender. Journal of Applied Physiology 79, 1787-1795.

[12] Brown, J. S., Gerrity, T. R., Bennett, W. D. (1998). Effect of ventilation distribution on aerosol bolus dispersion and recovery. Journal of Applied Physiology 85, 2112-2117.

[13] Darquenne, C., Brand, P., Heyder, J., Paiva, M. (1987). Aerosol dispersion in human lung: comparison between numerical simulations and experiments for bolus tests. Journal of Applied Physiology 83, 966-974.

[14] Darquenne, C., Paiva, M., Prisk, G. M. (2000). Effect of gravity on aerosol bolus dispersion and deposition in the human lung after periods of breath hold. Journal of Applied Physiology 89, 1787-1792.

[15] Darquenne, C., Prisk, G. M. (2004). Effect of small flow reversals on aerosol mixing in the alveolar region of the human lung. Journal of Applied Physiology 97, 2083-2089.

[16] Heyder, J., Gebhart, J., Rudolf, G., Schiller, C. F., Stahlhofen, W. (1986). Deposition of particles in the human respiratory tract in the size range 0.005–15 mm. Journal of Aerosol Science 17, 811-825.

[17] Schiller, C. F., Gebhart, J., Heyder, .J, Rudolf, G., Stahlhofen, W. (1988). Deposition of monodisperse insoluble aerosol particles in the 0.005 to 0.2 μm size range within the human respiratory tract. Annals of Occupational Hygiene 32, 41-49.

[18] Kim, C., Jaques, P. A. (2000). Respiratory dose of ultrafine particles in healthy adults. Philosophical Transactions of the Royal Society in London A 358, 2693-2705.

[19] Kim, C. S., Jaques, P. A. (2004). Analysis of total respiratory deposition of inhaled ultrafine particles in adult subjects at various breathing patterns. Aerosol Science and Technology 38, 525-540.

[20] Sturm, R. (2015). Spatial visualization of theoretical nanoparticle deposition in the human respiratory tract. Annals of Translational Medicine 3 (21), 326.

103

[21]   Sturm, R. (2015). A computer model for the simulation of nano-
        particle deposition in the alveolar structures of the human
        lungs. Annals of Translational Medicine 3 (19), 281.
[22]   Sturm, R. (2016). Inhaled nanoparticles. Physics Today 69 (5), 70-
        71.
[23]   Sturm, R. (2016). Total deposition of ultrafine particles in the
        lungs of healthy men and women: experimental and theoretical
        results. Annals of Translational Medicine 4 (12), 234.
[24]   Sturm, R. (2010). Theoretical models for dynamic shape factors
        and lung deposition of small particle aggregates originating
        from combustion processes. Zeitschrift für medizinische Physik
        20 (3), 226-234.
[25]   Sturm, R. (2014). Theoretical deposition of nanotubes in the
        respiratory tract of children and adults. Annals of Translational
        Medicine 2 (1), 6.
[26]   Sturm, R. (2015). Nanotubes in the human respiratory tract–
        Deposition modeling. Zeitschrift für medizinische Physik 25 (2),
        135-145.
[27]   Sturm, R. (2017). Carbon nanotubes in the human respiratory
        tract – Clearance modeling. Annals of Work Exposure and
        Health 61 (2), 226-236.
[28]   Sturm, R. (2010). Deposition and cellular interaction of cancer-
        inducing particles in the human respiratory tract: Theoretical ap-
        proaches and experimental data. Thoracic Cancer 1 (4), 141-152.
[29]   Sturm, R. (2010). Theoretical approach to the hit probability of
        lung-cancer-sensitive epithelial cells by mineral fibers with
        various aspect ratios. Thoracic Cancer 1 (3), 116-125.
[30]   Sturm, R. (2011). A computer model for the simulation of fiber–
        cell interaction in the alveolar region of the respiratory tract.
        Computers in Biology and Medicine 41 (7), 565-573.
[31]   Sturm, R. (2012). Theoretical models of carcinogenic particle
        deposition and clearance in children's lungs. Journal of Thoracic
        Disease 4 (4), 368-376.
[32]   Sturm, R. (2012). A computer model for the simulation of
        nonspherical particle dynamics in the human respiratory tract.
        Physics Research International 2012, 1-11.
[33]   Sturm, R. (2013). Theoretical deposition of carcinogenic particle
        aggregates in the upper respiratory tract. Annals of translational
        medicine 1 (3), 25.

104

[34]   Weibel, E. R. (1963). Morphometry of the human lung. New York, Academic Press.

[35]   Yeh, C. P., Schum, G. M. (1980). Models of human lung airways and their application to inhaled particle deposition. Bulletin of Mathematical Biology 42, 461-480.

[36]   International Commission on Radiological Protection (ICRP). (1994). Human respiratory tract model for radiological protection, Publication 66. Oxford, Pergamon Press.

[37]   Sturm, R. (2014). Lungen-Clearance. Physikalische Modelle zu den Reinigungsmechanismen im respiratorischen Trakt. Cuvillier, Göttingen.

[38]   Sturm, R. (2015). Deposition von Bioaerosolen im menschlichen Respirationstrakt. Logos-Verlag, Berlin.

[39]   Sturm, R., Hofmann, W. (2003). A multi-compartment model for bronchial clearance of insoluble particles in the human lung. Proceedings of the Conference of the Austrian Physical Society, Salzburg, 123.

[40]   Sturm, R., Hofmann, W. (2004). Extension of the ICRP human respiratory tract model: implementation of slow bronchial clearance mechanisms. Proceedings of the IRPA Conference, Volume 11, Madrid, 1-11.

[41]   Sturm, R., Winkler-Heil, R., Hofmann, W. (2005). An advanced stochastic model for mucociliary particle clearance in cystic fibrosis lungs. Journal of Aerosol Medicine 18 (2), 98.

[42]   Sturm, R, Hofmann, W. (2006). A multi-compartment model for slow bronchial clearance of insoluble particles—extension of the ICRP human respiratory tract models. Radiation Protection Dosimetry 118 (4), 384-394.

[43]   Sturm, R., Hofmann, W. (2007): A theoretical approach to the clearance of micrometer-sized nonspherical particles. Proceedings of the EAC 2007, Salzburg, 1207.

[44]   Sturm, R., Hofmann, W. (2009). A theoretical approach to the deposition and clearance of fibers with variable size in the human respiratory. Journal of Hazardous Materials 170 (1), 210-218.

[45]   Sturm, R., Winkler-Heil, R., Hofmann, W. (2002). Modeling mucociliary clearance in cystic fibrosis patients. Proceedings of the IAC, Taiwan, Volume 2002, 1205-1206.

[46]   Hofmann, W., Sturm, R., Asgharian, B. (2001). Stochastic simulation of particle clearance in human bronchial airways. Journal of Aerosol Science 32, S807-S808.

[47]   Svartengren, M, Svartengren, K, Europe, E, Falk, R, Hofmann, W, Sturm, R, Philipson, K, Camner, P. (2004). Long-term clearance from small airways in patients with chronic bronchitis: experimental and theoretical data. Experimental Lung Research 30 (5), 333-353.

[48]   Sturm, R., Hofmann, W. (2009). Modellrechnungen zur Deposition nicht-sphärischer Teilchen in den oberen Luftwegen der menschlichen Lunge. Zeitschrift für Medizinische Physik 19 (1), 38-46.

[49]   Sturm, R., Hofmann, W. (2009). A compartment model for the simulation of fiber-cell interaction in the alveolar region of the human respiratory tract. Proceedings of the EAC 2009, Karlsruhe, 722.

[50]   Winkler-Heil, R., Sturm, R., Hofmann, W. (2001). Calculation of therapeutic aerosol deposition in cystic fibrosis patients. Journal of Aerosol Medicine 14 (2), 414.

[51]   Sturm, R, Hofmann, W. (2007). Stochastic modeling predictions for the clearance of insoluble particles from the tracheobronchial tree of the human lung. Bulletin of Mathematical Biology 69 (1), 395-415.

[52]   Anderson, P. J., Blanchard, J. D., Brain, J. D., Feldman, H. A., McNamara, J. J., Heyder, J. (1989). Effect of cystic fibrosis on inhaled aerosol boluses. American Reviews on Respiratory Diseases 140, 1317-1324.

[53]   Anderson, P. J., Hardy, K. G., Gann, L. P., Cole, R., Hiller, F. C. (1994). Detection of small airway dysfunction in asymptomatic smokers using aerosol bolus behaviour. American Journal of Respiration and Critical Care Medicine 150, 995-1001.

[54]   Bergmann, R., Hofmann, W., Koblinger, L. (1997). The effect of ventilation inhomogeneities on aerosol deposition and bolus dispersion in the human lung. Annals of Occupational Hygiene 41 (S1), 543-547.

[55]   Brand, P., Tuch, T., Manuwald, O., Bischof, W., Heinrich, J., Wichmann, H. E., Beinert, T., Heyder, J. (1994). Detection of early lung impairment with aerosol dispersion. European Respiratory Journal 7: 1830-1838.

[56]   Sturm, R., Hofmann, W. (2003). Simulation of emphysema in the human lung and its effect on alveolar particle deposition. Journal of Aerosol Medicine 16 (2), 234.

[57]   Sturm, R., Hofmann, W. (2004). Stochastic simulation of alveolar particle deposition in lungs affected by different types of emphysema. Journal of Aerosol Medicine 17 (4), 357-372.

[58]   Sturm, R. Winkler-Heil, R., Hofmann, W. (2005). An advanced stochastic model for particle deposition in cystic fibrosis lungs. Journal of Aerosol Medicine 18 (2), 146.

[59]   Sturm, R., Hofmann, W. (2007). Modelling slow bronchial clearance in CF patients and heavy smokers. Journal of Aerosol Medicine, 20 (2), 141.

[60]   Kohlhäufl, M., Brand, P., Meyer, T., Scheuch, G., Weber, N., Haubinger, K., Schulz, H., Heyder, J. (1997). Detection of impaired intrapulmonary convective mixing by aerosol dispersion in patients with emphysema. European Journal of Medical Research 2, 121-128.

[61]   Sturm, R. (2014). Clearance of carbon nanotubes in the human respiratory tract—a theoretical approach. Annals of Translational Medicine 2 (5), 46.

[62]   Sturm, R. (2016). An advanced mathematical model of slow bronchial clearance in the human respiratory tract. Computational and Mathematical Biology 5, 2.

[63]   Sturm, R. (2017). Modeling bronchial clearance in the lungs of healthy subjects and smokers. Computational and Mathematical Biology 6, 2.

[64]   Sturm, R., Hofmann, W., Scheuch, G., Sommerer, K., Camner, P., Svartengren, M. (2002). Particle clearance in human bronchial airways: Comparison of stochastic model predictions with experimental data. Annals of Occupational Hygiene 46 (suppl. 1), 329-333.

[65]   Sturm, R., Hofmann, W. (2003). Mechanistic interpretation of the slow bronchial clearance phase. Radiation Protection dosimetry 105 (1-4), 101-104.

[66]   Sturm, R., Hofmann, W. (2004). A Monte Carlo model for transepithelial clearance of insoluble ultrafine particles in bronchial airways of the human lung. Journal of Aerosol Science 35 (S1), 635-636.

[67]   Sturm, R. (2014). Aerosol bolus inhalation as technique for the diagnosis of various lung diseases – a theoretical approach. Computational and Mathematical Biology 3, 2.

107

[68]   Sturm, R. (2014). Modeling the delay of mucous flow at the carinal ridges of the human tracheobronchial tree. Computational and Mathematical Biology 3, 6.

[69]   Sturm, R. (2017). Theoretical diagnosis of emphysema by aerosol bolus inhalation. Annals of Translational Medicine 5 (7), 154.

[70]   Horsfield, K., Dart, G., Olson, D. E., Filley, G. F., Cumming, G. (1971). Models of the human bronchial tree. Journal of Applied Physiology 31,207-217.

[71]   Taulbee, D. B., Yu, C. P. (1975). A theory of aerosol deposition in the human respiratory tract. Journal of Applied Physiology 38, 77-85.

[72]   Koblinger, L., Hofmann, W. (1985). Analysis of human lung morphometric data for stochastic aerosol deposition calculations. Physics in Medicine and Biology 30, 541-556.

[73]   Yu, C. P., Hu, J. P., Yen, B. M., Spektor, D. M., Lippmann, M. (1986). Models of mucociliary particle clearance in lung airways. In: Lee, S. D., Schneider, T., Grant, L. D., Verkerk, P. J. (Eds.), Aerosol: Research, Risk Assessment, and Control Strategies, Chelsea, Lewis, pp. 569-578.

[74]   Hofmann, W., Daschil, F. (1986). Biological variability influencing lung dosimetry for inhaled ^{222}Rn and ^{220}Rn. Health Physics 50, 345-367.

[75]   Yu, C. P., Diu, C. K. (1982). A comparative study of aerosol deposition in different lung models. American Industrial Hygiene Association Journal 43, 54-65.

[76]   Yu, C. P., Diu, C. K. (1982). A probabilistic model for intersubject deposition variability of inhaled particles. Aerosol Science and Technology 1, 335-362.

[77]   Haefeli-Bleuer, B., Weibel, E. R. (1988). Morphology of the human pulmonary acinus. Anatomical Records 220, 401-414.

[78]   Soong, T. T., Nicolaides, P., Yu, C. P., Soong, S. C. (1979). A statistical description of the human tracheobronchial tree geometry. Respiratory Physiology 37, 161-172.

[79]   Sturm, R. (2011). Theoretical predictions of radionuclide deposition in the human respiratory tract. In: Parnell, N. (ed.), Radiation exposure in medicine and the environment: risks and protective strategies, Nova Science, New York, pp. 31-56.

[80]   Sturm, R. (2014). Theoretical approach to the deposition of variably shaped particles in the lungs of children and adults. In:

Epidemiology I: Theory, Research and Practice. iConcept Press, Hong Kong.

[81]   Sturm, R. (2008). Mathematical models of particle deposition and bronchial clearance in the human respiratory tract – a review. In: Wilson, L. B. (Ed.), Mathematical Biology Research Trends, New York, Nova Science Publishers, pp. 193-215.

[82]   Koblinger, L., Hofmann, W. (1990). Monte Carlo modeling of aerosol deposition in human lungs. Part I: Simulation of particle transport in a stochastic lung structure. Journal of Aerosol Science 21, 661-674.

[83]   Sturm, R. (2016). Local lung deposition of ultrafine particles in healthy adults: experimental results and theoretical predictions. Annals of Translational Medicine 4 (21),420.

[84]   Sturm, R. (2016). Deposition of ultrafine particles with various shapes in the human alveoli – a model approach. Computational and Mathematical Biology 5, 4.

[85]   Sturm, R. (2017). Lung deposition of particle aggregates generated with a random walk model. Computational and Mathematical Biology 6, 1.

[86]   Sturm, R. (2007). A computer model for the clearance of insoluble particles from the tracheobronchial tree of the human lung. Computers in Biology and Medicine 37 (5), 680-690.

[87]   Sturm, R. (2008). Modeling deposition and clearance of insoluble particle in human lung airways. VDM, Saarbrücken.

[88]   Sturm, R. (2013). Random walk models in biophysical sciences: particle transport in the human respiratory tract. In: Skogseid, A., Fasano, V. (eds.), Statistical mechanics and random walk: principles, processes and applications, Nova Science, New York, pp. 117-134.

[89]   Sturm, R. (2011). A theoretical approach to the deposition of cancer-inducing asbestos fibers in the human respiratory tract. The Open Lung Cancer Journal 2, 1-11.

[90]   Sturm, R. (2012). Modeling the deposition of bioaerosols with variable size and shape in the human respiratory tract–A review. Journal of Advanced Research 3 (4), 295-304.

[91]   Sturm, R. (2011). Radioactivity and lung cancer-mathematical models of radionuclide deposition in the human lungs. Journal of Thoracic Disease 3 (4), 231-243.

109

[92] Sturm, R., Hofmann, W., Balásházy, I. (2002). Generation-specific correction factors for impaction deposition in bronchial airways. Proceedings of the IAC, Taiwan, Volume 2002, 801-802.

[93] Sturm, R., Hofmann, W., Balásházy, I. (2002). Monte Carlo simulation of the mucus delay at carinal ridges of the tracheo-bronchial tree. Proceedings of the IAC, Taiwan, Volume 2002, 1012-1013.

[94] Hofmann, W., Sturm, R., Winkler-Heil, R., Pawlak, E. (2003). Stochastic model of ultrafine particle deposition and clearance in the human respiratory tract. Radiation Protection Dosimetry 105 (1-4), 77-79.

[95] Hofmann, W., Sturm, R., Ahmed, M. (2003). Modeling ultrafine particle deposition and clearance in the human respiratory tract. Proceedings of the international Technion Symposion on Particulate Matter, Vienna, Volume 5, 145-150.

[96] Hofmann, W., Sturm, R. (2004). Stochastic model of particle clearance in human bronchial airways. Journal of Aerosol Medicine 17 (1), 73-89.

[97] Sturm, R. (2011). An advanced stochastic model for mucociliary particle clearance in cystic fibrosis lungs. Journal of Thoracic Disease 4 (1), 48-57.

[98] Sturm, R. (2011). Age-dependence and intersubject variability of tracheobronchial particle clearance. Pneumon 24 (1), 77-84.

[99] Sturm, R. (2013). A three-dimensional model of tracheo-bronchial particle distribution during mucociliary clearance in the human respiratory tract. Zeitschrift für medizinische Physik 23 (2), 111-119.

[100] Sturm, R. (2011). Theoretical and experimental approaches to the deposition and clearance of ultrafine carcinogens in the human respiratory tract. Thoracic Cancer 2 (2), 61-68.

[101] Sturm, R. (2013). Theoretical models for the simulation of particle deposition and tracheobronchial clearance in lungs of patients with chronic bronchitis. Annals of Translational Medicine 1 (1), 3.

[102] Sturm, R. (2016). Bioaerosols in the lungs of subjects with different ages - part 1: deposition modeling. Annals of Translational Medicine 4 (11), 211.

[103]   Sturm, R. (2017). Bioaerosols in the lungs of subjects with different ages – Part 2: clearance modeling. Annals of Translational Medicine 5 (5), 95.

[104]   Sturm, R. (2011). Bioaerosole–was wir alles einatmen. Biologie in unserer Zeit 41 (4), 256-261.

[105]   Sturm, R. (2011). Bioaerosole—Mikroskopisch kleine tierische und pflanzliche Schwebepartikel in der Atmosphäre. Mikrokosmos 100 (6), 329-334.

[106]   Sturm, R. (2014). Mikroskopie biogener Partikel aus der Umgebungsluft. Mikroskopie 1 (2), 103-109.

[107]   Sturm, R., Hofmann, W. (2009). Modelling dynamic shape factors and lung deposition of small particle aggregates originating from combustion processes. Proceedings of the EAC 2009, Karlsruhe, 724.

[108]   Sturm, R. (2016). A stochastic model of carbon nanotube deposition in the airways and alveoli of the human respiratory tract. Inhalation Toxicology 28 (2), 49-60.

[109]   Sturm, R. (2011). Stochastic modeling of particle deposition in lungs of cystic fibrosis patients. ISRN Pulmonology 2011, 1-11.

[110]   Sturm, R. (2014). Deposition of Carbon Nanotubes in Human Alveoli-A Theoretical Approach for Risk Assessment. SOP Transactions of Nanotechnology 1, 21-31.

[111]   Sturm, R. (2014). Simulation of nanotube deposition in the human respiratory tract. SOP Transactions of Nano-technology 1, 8-20.

[112]   Sturm, R., Hofmann, W. (2009). Hit probability of lung-cancer-sensitive epithelial cells by asbestos fibers with different aspect ratios. Proceedings of the EAC 2009, Karlsruhe, 723.

[113]   Sturm, R., Hofmann, W. (2007). Deposition of nonspherical particles in the human respiratory tract. Proceedings of the EAC 2007, Salzburg, 1205.

[114]   Sturm, R., Hofmann, W. (2007). Geometric vs. Aerodynamic diameter – modelling bronchial clearance of insoluble particles with various diameters and specific weights. Journal of Aerosol Medicine 20 (2), 198.

[115]   Sturm, R, Hofmann, W. (2006). Stochastisches Modell zur räumlichen Visualisierung von Teilchendepositionsmustern in der Lunge und ihre Bedeutung in der Lungenmedizin. Zeitschrift für Medizinische Physik 16 (2), 140-147.

[116]   Sturm, R., Hofmann, W. (2007). Deposition of polydisperse fibers in the human respiratory tract: comparison between theoretical predictions and experimental data. Proceedings of the EAC 2007, Salzburg, 1206.

[117]   Sturm, R., Hofmann, W. (2006). A computer program for the simulation of fiber deposition in the human respiratory tract. Computers in Biology and Medicine 36 (11), 1252-1267.

[118]   Balásházy, I., Farkas, A., Szöke, I., Hofmann, W., Sturm, R. (2003). Simulation of deposition and clearance of inhaled particles in central human. Radiation Protection Dosimetry 105 (1-4), 129-132.

[119]   Hofmann, W., Bolt, L., Sturm, R., Fleming, J. S., Conway, J. H. (2005). Simulation of three-dimensional particle deposition patterns in human lungs and comparison with experimental SPECT data. Aerosol Science and Technology 39 (8), 771-781.

[120]   Sturm, R, Hofmann, W. (2005). 3D-Visualization of particle deposition patterns in the human lung generated by Monte Carlo modeling: methodology and applications. Computers in Biology and Medicine 35 (1), 41-56.

[121]   Butler, J. P., Tsuda, A. (1997). Effect of convective stretching and folding on aerosol mixing deep in the lung, assessed by approximate entropy. Journal of Applied Physiology 83: 800-809.

[122]   Cruz, J. C. (1991). A combined parallel and series distribution model of inspired inert gases. Respiratory Physiology 86, 1-14.

[123]   Heyder, J., Blanchard, J. D., Feldman, H. A., Brain, J. D. (1988). Convective mixing in the human respiratory tract: estimates with aerosol boli. Journal of Applied Physiology 64, 1273-1278.

[124]   Hofmann, W., Brand, P., Koblinger, L., Ferron, G., Heyder, J. (1994). The effect of convective mixing on particle transport in the human respiratory tract. Annals of Occupational Hygiene 38 (S1), 167-174.

[125]   Tippe, A., Tsuda, A. (1999). Recirculating flow in an expanding alveolar model: Experimental evidence of flow-induced mixing of aerosols in the pulmonary acinus. Journal of Aerosol Science 31, 979-986.

[126]   Tsuda, A., Henry, F. S., Butler, J. P. (1995). Chaotic mixing of alveolated duct flow in rhythmically expanding pulmonary acinus. Journal of Applied Physiology 79, 1055-1063.

112

[127]   Tsuda, A., Rogers, R. A., Hydon, P. E., Butler, J. P. (2002). Chaotic mixing deep in the lung. Proceedings of the National Academy of Science USA 99, 10173-10178.

[128]   Pedley, T. J. (1977). Pulmonary fluid dynamics. Annual Reviews of Fluid Mechanics 9, 229-274.

[129]   Grant, B. J. B., Jones, H. A., Hughes, J. M. B. (1974). Sequence of regional filling during a tidal breath in man. Journal of Applied Physiology 37, 158-165.

[130]   Lee, J. W., Lee, D. Y., Kim, W. S. (2000). Dispersion of an aerosol bolus in a double bifurcation. Journal of Aerosol Science 31, 491-505.

[131]   Lee, D. Y., Lee, J. W. (2001). Dispersion during exhalation of an aerosol bolus in a double bifurcation. Journal of Aerosol Science 32, 805-815.

[132]   Sarangapani, R., Wexler, A. S. (1999). Modeling aerosol bolus dispersion in human airways. Journal of Aerosol Science 30, 1345-1362.

[133]   Egan, M. J., Nixon, W. (1985). A model of aerosol deposition in the lung for use in inhalation dose measurements. Radiation Protection Dosimetry 11, 5-17.

[134]   Fowler, W. S. (1949). Lung function studies. III. Uneven pulmonary ventilation in normal subjects and in patients with pulmonary disease. Respiratory Physiology 41, 253-266.

[135]   Hofmann, W., Balásházy, I, Heistracher, T. (2001). The relationship between secondary flows and particle deposition patterns in airway bifurcations. Aerosol Science & Technology 35, 958-968.

[136]   Keefe, M. J., Bennett, W. D., Dewitt, P., Seal, E., Strong, A., Gerrity, T. (1991). The effect of ozone exposure on the dispersion of inhaled aerosol boluses in healthy human subjects. American Reviews on Respiratory Disease 144, 23-30.

[137]   Milic-Emili, J., Henderson, J. A. M., Dolovich, M. B., Trop, T., Kaneko, K. (1966). Regional distribution of inspired gas in the lung. Journal of Applied Physiology 21, 749-759.

[138]   Nixon, W., Egan, M. J. (1987). Modeling study of regional deposition of inhaled aerosol with special reference to effects of ventilation asymmetry. Journal of Aerosol Science 5, 563-579.

113

[139]   Park, S. S., Wexler, A. S. (2007). Particle deposition in the pulmonary region of the human lung: A semi-empirical model of single breath transport and deposition. Journal of Aerosol Science 38, 228-245.

[140]   Rosenthal, F. S. (1993). The effect of nonuniform ventilation on the dispersion of inspired aerosol boluses – A model study. Journal of Aerosol Medicine 6: 177-197.

[141]   Scheuch, G., Stahlhofen, W. (1991). Effect of heart rate on aerosol recovery and dispersion in human conducting airways after period of breath holding. Experimental Lung Research 17, 763-787.

[142]   Pawlak, E., Sturm, R., Hofmann, W. (2003). Effect of inhomogeneous lung ventilation on particle deposition in healthy subjects and COPD patients. Journal of Aerosol Medicine 16 (2), 235.

[143]   Pawlak, E., Sturm, R., Hofmann, W. (2003). Effect of asymmetric and asynchronous lung ventilation on axial bolus dispersion and particle deposition for aerosol bolus inhalation. Journal of Aerosol Science 34 (S2), 1412-1413.

[144]   Pawlak, E., Sturm, R., Hofmann, W. (2004). Modelling regional deposition of ultrafine particles with the aerosol bolus technique. Journal of Aerosol Science 35 (S2), 1209-1210.

[145]   Pawlak, E., Sturm, R., Hofmann, W. (2004). Modelling axial diffusion of ultrafine particles in the human lung. Journal of Aerosol Science 35 (S2), 1207-1208.

[146]   Sturm, R. (2014). Aerosol bolus dispersion in healthy and asthmatic children—theoretical and experimental results. Annals of Translational Medicine 2, 5.

[147]   Schulz, A., Tuch, T., Brand, P., Schulz, H., Erdl, R., von Mutius, E., Reinhardt, D., Heyder, J. (1994). Aerosol bolus dispersion in the respiratory tract of children. Experimental Lung Research 20, 119-130.

Impressum

Bibliografische Information der Deutschen
Nationalbibliothek: Die Deutsche Nationalbibliothek
verzeichnet diese Publikation in der Deutschen
Nationalbibliografie; detaillierte bibliografische
Daten sind im Internet über dnb.dnb.de abrufbar.

© 2020 Robert Sturm
Herstellung und Verlag: BoD – Books on Demand,
Norderstedt
ISBN: 978-3-7519-9814-7

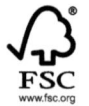